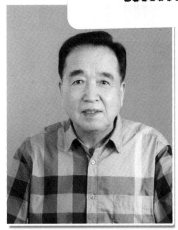

邹逸天 江苏省名中医,全国基层优秀名中医,第二批江苏省名老中医专家传承工作室指导老师,原江苏省中医药学会外治分会名誉主任委员,中华中医药学会外治分会名誉委员,世界中医联会肿瘤外治法专业委员会常务理事,江苏省非物质文化遗产"肝胆疾病中医外治法"第三代传承人。

从医 50 多年来,邹老坚持在基层医院工作,树立为病人服务高于一切的理念,常年吃住在医院,与病员同生活、同交流,和他们建立了良好的关系;在业务上,精益求精,通过几十年的努力,对中医专科肝胆病、胃肠病、肿瘤病开展了潜心研究,形成了自己独到的见解,特别在中医内治的基础上高度重视外治法的开发,应用于肝病患者,取得良好效果。

邹老利用多年临床经验和现代科研相结合,研制出"护肝拔毒软膏""黄疸药浴液"等多种外治新药,先后撰写并发表论文 20 余篇,主持完成两个省级科研项目,分别获得江阴市科技进步一等奖、江苏省科技进步三等奖、江苏中医药科技三等奖以及国家发明专利。

肝胆疾病之中医外治新解

名誉主编：郑清兴

主　　编：丁小波　　徐　伟　　黄　飞

副 主 编：黄启婷　　陈丽君　　陈维娇

编　　委：焦成鸣　　缪雄刚　　杨向华　　金蕴燕

　　　　　　张建新　　陆云飞　　周海峰　　倪灵灵

　　　　　　鲍　琦　　乔晨晨　　陈菊娥　　孙永玲

主　　审：邹逸天　　吴国祥

东南大学出版社

SOUTHEAST UNIVERSITY PRESS

·南京·

图书在版编目（CIP）数据

肝胆疾病之中医外治新解 / 丁小波，徐伟，黄飞主编. —南京：东南大学出版社，2021.5（2021.9重印）
ISBN 978-7-5641-9513-7

Ⅰ. ①肝… Ⅱ. ①丁… ②徐… ③黄… Ⅲ. ①肝病(中医)—中医治疗法—外治法 ②胆道疾病—中医治疗法—外治法 Ⅳ. ①R256.4

中国版本图书馆 CIP 数据核字(2021)第 084857 号

肝胆疾病之中医外治新解

Gandan Jibing Zhi Zhongyi Waizhi Xinjie

出版发行	东南大学出版社
出 版 人	江建中
社 　址	南京市四牌楼 2 号(邮编：210096)
责任编辑	褚蔚(Tel：025-83790586)
经 　销	全国各地新华书店
印 　刷	江苏凤凰数码印务有限公司
开 　本	880mm×1230mm　1/32
印 　张	4.875
字 　数	112 千字
版 　次	2021 年 5 月第 1 版
印 　次	2021 年 9 月第 2 次印刷
书 　号	ISBN 978-7-5641-9513-7
定 　价	52.00 元

(本社图书若有印装质量问题，请直接与营销部联系。电话：025-83791830)

序

中医外治有着悠久的历史，是中医药伟大宝库中的一颗璀璨明珠。中医外治疗法的内容十分丰富，据相关文献记载多达400余种，概括起来可分为两大类：一是药物外治法，二是非药物外治法。与内治法相比，外治法具有"殊途同归，异曲同工"之妙，对"不肯服药之人，不能服药之症"，尤其对特殊或危重病症，更能显示出独特的疗效。

江阴市中医肝胆医院是江苏省中医药学会中医外治法研究中心临床基地，江苏省名中医邹逸天是来自基层医院的优秀代表，杏林耕耘五十余载，专攻肝胆病，治从内服又外治，精益求精，成果丰硕，受惠患者万千，在当地享有"邹一贴"之美誉。邹老率领工作室成员及相关医务工作者，勤求古训，博采众长，经过多年的学习和探索，对肝胆病的中医外治法不断继承、改良和创新，形成了独具特色的肝胆病中医外治体系，包括敷贴疗法、黄疸药浴、中药超声导入、红外线照射联合药物渗透、经络割埋、穴位注射等。在此基础上，邹老团队还积极引进肝胆病现代外治技术，如腹腔镜技术、动脉灌注与栓塞、射频消融、高频热疗等，使中医传统外治与现代外治技术相结合，相辅相成，为肝胆病的外治疗法添上了浓墨重彩的一笔。

今又欣慰先睹江阴市中医肝胆医院郑清兴院长领导下的丁小波团队编写的《肝胆疾病之中医外治新解》一书，感慨中医外治事业后继有术、后继有人！本书为邹逸天名中医工作室近年工作之精髓，重点推介常见肝胆疾病之中医诊疗方案和各种中医外治方法的具体临症应用，尤其详述了中医外治实际操作，包括用药、选穴、注意事项等。全书内容朴实无华，通俗易懂，外治操作技术尤接地气，一看就通，一学就会，一用则灵，具有"简、便、廉、验"之显著特点。书中的一例例临证精选可为广大中医药工作者提供应用参考。

习近平总书记强调："要遵循中医药发展规律，传承精华，守正创新，加快推进中医药现代化、产业化，坚持中西医并重，推动中医药和西医药相互补充、协调发展，推动中医药事业和产业高质量发展，推动中医药走向世界，充分发挥中医药防病治病的独特优势和作用，为建设健康中国、实现中华民族伟大复兴的中国梦贡献力量。"我们中医药人必须深入学习贯彻这一重要论述，牢牢把握中医药发展的良好机遇，促进中医药传承创新发展，切实把这一祖先留给我们的宝贵财富继承好、发展好、利用好。

祝愿江阴市中医肝胆医院在"传承精华，守正创新"的生动实践中不断取得新的成绩。

江苏省中医药学会秘书长　黄亚博

2020 年 10 月 20 日

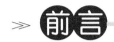

前言

中医外治是研究中药经皮肤、腧穴、五官九窍渗透吸收而治疗疾病的一门科学,即不吃药、不打针亦能治病,此与"闻花解郁,听曲消愁"有异曲同工之妙。

江苏省名中医邹逸天工作室成立于2017年,在政府和各级主管部门的正确领导下,工作室团队踏踏实实工作,认认真真学习,特别是邹老,一丝不苟带教。经数年的共同努力,江阴市中医肝胆医院已在本地区诊治肝胆疾病方面有相当的影响力,社会效益十分显著。

本书是工作室团队的工作结晶之一,它以学习、传承、创新邹老中医外治学术思想为主线,全面介绍肝胆疾病中医外治法的各项目和具体操作要领,对各级医务人员学习和临证具有示范作用,也定能更好地造福于广大肝胆疾病患者。

不论是中医还是西医，也无论是内治还是外治，其根本目的是在治疗有效和预防疾病的前提下，使治疗简单、方便、价廉，这是医者终身的追求，故"简、便、廉、验"是本工作室同仁追求的目标，也是出版此书想要达成的效果。

本书在编写过程中得到了江苏省中医药学会黄亚博秘书长、南京中医药大学华海清教授等专家的悉心指导，得到了江阴市中医肝胆医院全体员工的鼎力支持和全方位帮助，在此一并深表感谢！

由于编者知识水平有限，时间也急促，未尽之意，甚或有失偏颇之处在所难免，恳请读者不吝赐教，批评指正。

丁小波　徐伟　黄飞
于江阴市中医肝胆医院

目录

第一章

中医外治法发展简史及分类

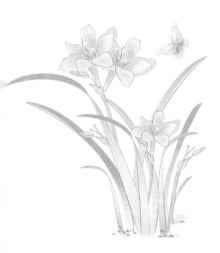

第一节

中医外治法发展简史

中医外治法是中医药学宝库中的重要组成部分,它与内治法可谓是珠联璧合、殊途同归。这种最原始的疗法,经历了数千年曲折发展的道路,至今在现代科学技术的渗透及影响下,已呈现出一个崭新的局面,展示了蓬勃的生命力。兹将有关外治方面的史料作一简述。

一、战国时期中医外治之形成

1973年底,马王堆三号汉墓出土了大量医药帛书,这些是我国发现的最早的临证医方专书。书中的《五十二病方》内容丰富,已涉及内、外、妇、儿、五官各科疾病,共载有283方,其中外治方有137个,所载外治法有灸、熨、熏蒸、药浴、涂、敷贴、砭法、角法、按摩、手术以及香囊佩戴等10余种,如用"熬盐熨"使"寒汗出"以疗伤痛等,反映了西汉以前外治发展的情况。战国时期著名的医家扁鹊,医术高超,除应用汤药治疗疾病外,还擅长选用针灸、按摩、熨贴及手术疗法等,他曾运用针、熨、敷等外治法,成功救治了虢太子的"尸厥证"。西汉名医淳于意,精于望诊和脉诊,也善于运用外治法辨证论治,他在治齐中大夫龋齿时用了灸左侧阳明经脉及苦参汤漱口的方法;治苗川王"厥证"时,针对其身热、头痛的主要症状,采用"寒水跗其头"并配合针刺阳明经脉的方法,这也说明了早在2 000多年前我国就已使用冷敷物理降温来治疗高热病人。东汉杰出医学家华佗,采用"麻沸散"施行腹部手术,开创了全身麻醉手术的先河。在针灸方面,华佗的造诣也很深,曹操屡治无效的头风病,经华佗针刺后即能止痛。据《三国志·华佗传》载,华佗的针和灸取穴甚少,但疗效明显:"若当灸,不过一二处;每处不过七八壮,病亦除。若当针,亦不过一二处"。

中医外治法的相关记载在历来的中医学著作中占有相当重要的地位。《黄帝内经》是我国最早比较全面系统阐述中医学理论体系的古典医学巨著,书中载有"其有邪者,渍形以为汗"的热汤没渍发汗法;"形苦志乐,病生於筋,治之以熨引"的熨法;"导引按跷"的推拿按摩法以及"桂心渍酒,热熨寒痹","马膏,膏其急者",缓筋急,"白酒和桂,以涂风中血脉"熨寒痹等外治方法与药物。尤其可贵的是,《灵枢·四时气篇》还最早记载了腹腔穿刺放液术;《灵枢·痈疽篇》最早提出脱疽要"急斩之,不则死矣"的截肢术。医圣张仲景在《伤寒杂病论》中记载了鼻内吹药、塞鼻、灌耳、舌下含药、润导、坐药、扑法、洗法、暖脐法、点药烙法、温覆取汗法、温粉止汗法、头风摩顶法以及救自缢而死的类似现代人工呼吸法等10余种外治方法,其中的不少方法在此之前的古籍中未有过记载。如首先应用通便的栓剂和治妇女阴中生疮的阴道洗涤剂,治疗服用大青龙汤后出汗过多而以温粉扑等等。《金匮要略》"痓湿暍病"篇有:"病在头中寒湿,故鼻塞,内药鼻中则愈";"百合狐惑阴阳毒病"篇有"苦参汤外洗,雄黄外疗狐惑";"妇人病"篇有用蛇床子散作坐药治妇人阴寒;"脏腑经络先后病脉证"篇强调在临床中对导引、吐纳、针灸、膏摩的运用。这些都丰富和发展了外治法的内容,且所列举的诸法有证有方、方法齐备,故清代名医吴师机将其誉为"外治之祖"。由此可见,中医外治法在战国时期已趋形成。

二、明清时期中医外治之兴盛

明代医家已将外治法广泛运用于临床各科数百种病症的治疗。薛己校注宋代陈自明撰写的《妇人良方》,其中收载外治方67首,使用外治常用中药101种,包括芳香走窜、收敛固涩、行气活血、泻火解毒、温里祛寒等十二类药物。

中医外科在明代有显著进展,陈实功的《外科正宗》即是此时期的代表作。他强调对脓肿的治疗要"开户逐贼","使毒外出为第一",运用刀、针扩创引流,或采用腐蚀药物清除坏死组织。他敢于创新,书中记载了截肢术、鼻息肉摘除术、气管缝合术、咽喉食道内异物清除术以及竹筒吸脓、枯痔散治痔、火针治瘰疬等多种外治方法,均具有极高的临床价值,体现了当时外治法的兴盛发达。

李时珍的《本草纲目》是一部内容丰富、影响深远的药学巨著,书中收录了大量本草,其中运用于外治的中药也占有相当比重。经统计,书中"百病主治药"所列的各种病症中,除皮肤外(伤)科外,其余各科还约使用1 600余种外治方药。书中还记载了不少穴位敷药疗法,使药物外治法与经络腧穴相结合,提高了临床疗效。

《幼幼集成》是清代陈复正所编的一部儿科专著。根据"小儿脏腑未充,药物不能多受"的理论观点,该书作者在儿科治疗上非常重视外治法的应用。全书共载有小儿外治方 186 首,外治法 22 种,所用外治药物 159 味,其中使用最多的依次为:五倍子、枯矾、雄黄、葱白、麝香、冰片、黄柏、人中白、辰砂、儿茶、明矾、轻粉、皂角、黄连、南星等。作者常辨证施用,如病位在表,则选用疏表法,"以葱一握,捣烂取汁,少加麻油和匀……摩运小儿之五心头面项背诸处",以疏通腠理、宣行经络,使邪气外出。若小儿邪已入里,或乳食停滞,内成郁热,则选用清里法,以蛋清、麻油、雄黄末和匀,用头发于小儿胃口拍之,拍后将药敷于胸口,以退热拔毒凉肌。

我国第一部外治专书《急救广生集》(又名《得生堂外治秘方》),由清代程鹏程编撰,书中汇总了清代嘉庆年前千余年的外治经验和大法。全书共十卷,收治病症约 400 余种,选方 1 500余首,涉及杂证、急证、奇证、妇科、幼科、疡科、骨伤、预防等。所载诸方,具有简、便、廉、验的特点。如卷二"黄疸门"所载:"热病发黄,瓜蒂为末,以大豆许吹鼻中,轻者半日,重者一日,流出黄水乃愈",其经验已被上海市传染病总医院于 1976 年报道所证实,即用甜瓜蒂末喷鼻治疗病毒性肝炎,能提高机体细胞免疫能力,使淋巴细胞转化率和淋巴细胞绝对数均有明显增高,从而起到退黄和改善肝功能的作用。书中"虚汗门"介绍了汗证的一些外治方法,如自汗不止,用何首乌末津调敷脐中;盗汗者取五倍子末填脐中以及临卧用川郁金末津调涂乳上以止汗。其他如用蒜泥贴足心治疗鼻血不止,用绿豆皮、决明子、野菊花等药制成"药枕"平肝明目,以葱白杵填脑中、艾火灸之治大小便不通等等,均属外治佳法,至今在不少地区仍常习用。卷八"闪折伤门"载:"闪颈折腰,用硼砂研粉,以骨津沾粉点两目,泪出稍松,连点三次,立时痊愈"。我们在临床上运用该法,对腰部扭伤者用硼砂末点眼,的确能达到良好的治疗效果。书中对于同一病症尽可能列载多种外治方法,使得外治法在临床运用上能做到因人、因药制宜。如治黄疸,有吹鼻法(瓜蒂为末,以大豆许吹鼻中),有滴鼻法(用苦瓜开孔,以水搅取汁滴入鼻中),有擦身法(用茵陈、生姜热烂,于胸前四肢擦之),有拔毒法(用半斤大雄鸡,背上破开,不去毛,带热血,合患者胸前,冷则换之,日换数鸡);有洗浴法(用绿豆 1 升,煎汤洗浴)等。全书分门别类,条目清晰,便于寻览,推崇外治但不排斥内治,书中写道:"予汇此集,非谓尽外治之法,可以废汤饮之剂也,不过取便于仓猝,使病者勿药有喜之意。"《急救广生集》是研究应用外治法的重要著作,可惜由于流传不广,故该书鲜为人知。

乾隆乙卯年,才识及医学修养俱丰的赵学敏将铃医宗柏云的经验汇集整理成《串雅内编》和《串雅外编》。《串雅内编》选方427首,其中涉及大量外治法,且筛选认真,注重疗效,可以说是民间医疗经验的专辑。《串雅外编》所收的外治法,资料更加丰富,共分为禁药门、起死门、保生门、奇药门、针法门、灸法门、贴法门、蒸法门、洗法门、熨法门、吸法门、取虫门等共28门,包括各种外治方共600条,涵盖了内、外、妇、儿、五官等科,使原先只在民间流传的简、便、廉、验的外治法登上了大雅之堂。书中五倍子研末敷脐止盗汗、吴茱萸末敷足心治咽喉肿痛等,至今仍为临床医生采用。

以治温病而著称的叶天士,启用平胃散炒熨以治痢疾,常山饮炒嗅以治疟,变汤液为外治,丰富了中药传统汤剂的给药途径,打开了后世外治之法门。徐灵胎的《洄溪医案》中用洗法以提毒散瘀治足伤寒,以针灸、熨、煎、丸诸法治愈胸背奇痛,以敷、渴、熏蒸之法治愈遍身疼痛、四肢瘫痪诸疾,也丰富和充实了外治法的内容。

吴师机所著的《理瀹骈文》是清代成就最大、最具影响力的一部外科专著,于1864年刊行。该书原名《外治医说》,作者取"医者理也,药者瀹也"之意,又因是以骈体文写成,故刊成后改名《理瀹骈文》。书中除收集近百种外治方法外,重点介绍作者用膏药治病的经验,其自云:"初亦未敢谓外治必能得效,逮亲验万人,始知膏药治病无殊汤药,用之得法,其响立应。"作者不仅系统整理和总结了前人数千年来的外治经验,还探讨了许多内容类似于现代物理疗法的理论雏形,他强调外治法同样要贯彻中医的整体观念和辨证论治的原则,认为:"凡病多从外入,故医有外治法,经文内取外取并列,未尝教人专用内治也。""外治必如内治者,先求其本,本者何? 明阴阳,识脏腑也……通彻之后诸书皆无形而有用,操纵变化自我,虽治在外,无殊治在内也,外治之学所以颠扑不破者此也；所以与内治并行，而能补内治之不及者此也。"由此指出内治与外治在治病祛邪方面并没有本质的区别，只是方法不同而已，其中的医理是一致的，故"外治之理即内治之理，外治之药，亦即内治之药，所异者，法耳。医理药性无二，而法则神奇变幻。"这些精辟的论述，初步形成了外治法的理论，有效地指引着临床运用外治法治疗内病的方向。此外他还将众多的外治方法归纳为嚏、填、坐三法，创立了表、里和半表半里"三焦分治"的外治体系。综观全书，其主要贡献有三：①进步研究和探索了外治法的理论；②明确阐述了外治法和内治法之间的相互关系；③系统总结了外治法，形成专门理论，并将外治法广泛运用于内外科疾病的治疗。《理瀹骈文》是一本独具一格的中医书籍，对外治法的继承和发展有较大影响，后人将其誉为"外治之宗"。

此后，邹存淦编《外治寿世方》，就其收录内容看虽然鲜有超出《理瀹骈文》，但是选方有不同之处，且较简明扼要，临床上更为实用。

以上对中医历代外治法的发展进行了一些粗略的回顾，从中不难看出，古代医家对外治研究之深、运用之广、整理之系统，在清代达到了相当的高度，尤其是《急救广生集》和《理瀹骈文》两部外治专著的问世，标志着中医外治法在那时进入了兴盛时期。

三、新中国成立后中医外治之复兴

从医学发展史料来看，外治法的起源远早于内治，但由于种种原因,后世医家多拘泥于《素问·至真要大论》中"内者内治、外者外治"的理论,在治疗"内病"时常忽视外治法的运用,大多只是在治疗外科病症时才使用外治法,致使外治法发展受到限制。1929年,民国时期的南京政府通过了所谓的"废止旧医案",致使中医受到歧视、排斥、摧残,甚至面临取缔,由此也导致中医外治疗法从此一蹶不振。

新中国成立以后,随着中医政策的贯彻落实和科学技术的进步,外治法也迎来了广泛应用和发展的春天。全国不仅出版了多部中医外治法专著,各类期刊上也刊载了许多与中医外治法相关的文章,其中优秀之作比比皆是,反映了中医外治理论与临床研究的不断深入。与此同时,我国民族医药中的外治法也得到整理、开发和应用。

在临床应用上,中医外治法独树一帜,如以《张氏医通》冷哮方加减防治咳喘的"冬病夏治",在全国各级医院尤其是中医院广泛开展;以贴脐治疗小儿腹泻的方法也得到了普遍的应用……这些皆是中医外治法在临床运用、推广上的典型实例。在民族医药中,广西壮族医药研究所王宇撰写的《壮医常用内病外治法概述》一文,介绍了壮医药麻线点灸疗法,即采用药物炮制的麻线点燃后直接灼灸患者体表穴位,以局部的刺激,通过经络传导,调整机体气血归于平衡,从而达到治病目的。此法所治病种涉及内、外、妇、儿、皮肤、五官等科。外治法不仅可治常见病、多发病,有时对危重急证也有良好疗效。在中医理论指导下外治法所治病种正在不断扩大,如治疗白细胞减少、防治使用顺铂引起的副作用、妇女更年期综合征以及小儿肺炎啰音不消等,越来越多的疾病在防治中均有了相应的外治方法。

传统外治法与现代科技相结合,采用新的仪器和器具,如超声药物透入疗法、超声雾化吸入法、中药电离子导入、红外线疗法、激光疗法、磁疗、肌电生物反馈疗法、音乐心理疗法等,借助声、光、电、磁的能量,促进药物由外而内,延伸和发展了传统的中医疗法,提高了疗效,也展现了外治法的强大生命力和广阔前景。

吸收现代药物成果,改革传统剂型。中药贴膏剂是由橡胶基质加上提炼的中药制成,如人们广泛应用的麝香虎骨膏、南通市中医院治疗咳嗽的"宁嗽贴膏"等。据传统中药膏剂改良而成的新型贴膏剂——巴布剂,有助于表皮的水合作用和角质软化,可加速药物的渗透吸收;其中的透皮控释剂(TTS)是由防水层、药物层、塑膜层和粘附层组成,可使药物缓慢释放持续 72 小时。新型膏剂都正在被大力开发和推广应用。此外还有膜剂、化学热熨剂等,也与日俱增。

如今,中医外治法已被人们广泛接受,其内涵不断丰富,如用于辅助治疗高血压、颈椎病、鼻炎、神经衰弱等的药枕以及中药兜肚、护肩、护腰带等,在人们的生活中已司空见惯,甚至被世界其他国家的人民接受和喜爱。这些方法既是对传统中医外治的继承与发展,也是中医外治法朝着现代化、保健化方向发展的一大进步。

我院以省名中医邹逸天为主的团队潜心研究肝胆疾病的中

医外治方法 20 余年,从最初的护肝拔毒软膏,到护肝拔毒巴布剂,再到现在的超声远红外线辅助护肝拔毒外治肝胆疾病,使千万患者受惠,也收获了省级科研支持奖两项。

由以上可见,自新中国成立以来,中医外治法在理论和实践上都得到了全面的复兴和空前的发展,并朝着现代化道路向前迈进。

四、新时代中医外治之展望

中医外治法是由历代医家不断实践创造、改进、提高而来,是祖国医学中一个重要的组成部分。伴随着医学科学的进步,可以展望中医外治疗法亦日渐完善、科学、精准,必将进一步丰富中医临床。

(一)加强中医外治法理论和机理的研究

"外治之理,即内治之理;外治之药,亦即内治之药。所异者,法耳。"众多中医外治者均以清代外治大师吴师机之外治理论来指导实践,几乎无人提出质疑。但从现代医学的生理、病理、药理与中医基本理论来看,内治与外治之理论及用药是否真的相同? 例如:中药直肠给药,其中医理论是否为"肺与大肠相表里"或"肺朝百脉"? 从药理机制看,中药直肠给药比口服用药究竟有多大优势? 这些都需要进一步从理论与实践深入研究。再者,不同的中医外治法,一定有着不同的作用机理,如对脐疗机理的研究。脐疗研究认为:①脐部皮肤菲薄,脐在胎儿发育过程中为腹壁的最后闭合处,表皮角质层薄,无皮下脂肪,与筋膜、腹膜直接相连。②胎儿时期连接脐与肝的脐静脉,出生后闭锁为肝圆韧带,仍系一隐蔽的不全通道。③血运丰富,脐周有静脉网可通过附近脐静脉与大循环相通,腹下动脉的分支也通过脐部。④脐动脉壁细胞无胆固醇脂化酶,故脐动脉不发生粥样硬化。⑤第9～10肋间神经相互重叠分布于脐部多层,胸6～10交感神经与迷走神经的分支又分布于中上腹各脏器和腹膜脏层。⑥脐部还是一个发育程度较高的全息胚,且凹形的脐窝,最适宜盛药,故脐部堪称"天然药穴"。脐疗在临床的应用可望随着机理的阐明将更为广泛。

(二)中西医结合提高外治疗效

一方面,我们要有信心,中医外治确有疗效;另一方面,也要清醒地认识到中医外治不是全能的,如治疗乙型病毒性肝炎,虽然中医外治法有明确的改善症状、恢复肝功能、提高免疫功能的作用,但是抗病毒方面远不如干扰素、核苷类似物等。我院2018年结题的"中医外治联合恩替卡韦治疗慢性乙型肝炎的临床研究"结果充分证明,很多疾病应用中西结合内治联合中医外治才能达到提高疗效之目的。

(三)创新

中医的生命力在于传承、在于创新,中医外治亦如此。对外治方剂的组成、有效成分的提取、透皮吸收制剂的选择均应根据现代药物制剂学的新材料、新技术、新方法来完成,所治疾病尽可能个体化、精准化。创新,才是中医外治发展的根本。

第二节

中医外治法分类

中医外治法是与中药内服治病相对而言的治病方法。外治之理，即内治之理。外治之药，亦即内治之药。经过历代医家在临床实践中不断创新与发展，外治内容不断丰富，种类繁多，涉及面广。自从针灸、推拿形成独立专科以后，外治法的概念有所改变。近代所谓的外治法，一般是指选用药物、手法或配合适当的器械，作用于体表或孔窍等处进行治病的方法。广义的外治法包括针灸、推拿甚至气功等治疗方法；狭义的外治法则指用药物、手法或器械施于体表或经体外进行治疗的方法。在治疗科别上，可概括地分为"内病外治"、"外病外治"；在治疗方法上，又可分为"药物外治"与"非药物外治"两类。

内病外治是与外病外治相对而言的，主要指用中医外治方法治疗内、妇、儿科的发热、疼痛、黄疸等等病证，因为一般的内科、妇科、儿科的疾病习惯使用内服药，为了突出内科疾病用外治法治疗的重要性，故提出了"内病外治"这一名词，以示运用外治法治疗外科疾病有所区别。如今，已有很多中医院开设了"内病外治"门诊，我院亦然。

"外病外治"多用于外科、骨伤科、皮肤科、五官科等病证。表现于外的疾病用外治法来治疗，较易理解，应用普遍，如眼药膏外涂、眼药水点眼治疗眼病;滴耳油滴耳治疗耳病;滴鼻液滴鼻治疗鼻炎;口腔科疾病用药水含漱或散剂外搽;咽喉部疾病用药物噙化;皮肤科常用各种面剂、软膏、霜剂外搽;外科采用敷贴、搽法或将药末捲于疮疡表面的掺法等等。

非药物外治法是指不用药物,单纯以手法或器械治病,如拔火罐、割治、刮痧、放血、咂吸、结扎、埋藏、冰敷、水疗、指压、针刺、推拿、牵引、按摩、气功、导引等等。

总体而言,中医外治法的给药途径主要从体表及孔窍进入体内,从而达到治病目的,体表给药包括经络腧穴给药、局部给药和全身给药三部分。现按其给药途径归纳整理并举例介绍于下:

一、体表给药

(一)经络腧穴给药

1. **贴法**:古称"薄贴",是指用黏稠状膏药,或将药物调制成饼状,外贴穴位或患处,以治疗疾病的方法。清代医家徐大椿所著《医学源流论》中云:"今所用之膏药,古人谓之薄贴"。如治疗风寒头痛及夹脑风,以川芎、南星、葱白适量,捣贴太阳穴,小儿贴囟门。

2. **敷法**:是将药物研成细末,并与各种不同的液体调制成糊状,敷贴于一定部位或患处,以治疗疾病的方法。这是中医常用的外治法之一。如治疗胃热痛,用大黄、元明粉、香附、郁金各 30 g,滑石 60 g,甘草、黄芩各 15 g,研末,姜汁调敷中脘穴;治口舌生疮

（复发性口腔炎），用醋调吴黄粉，外敷足底心涌泉穴。

3. **发泡法**：又名"冷灸""天灸""自灸"，也有人称为"水泡疗法"，是用对皮肤具有刺激性的药物贴于穴位或患部，使之发生水泡，以治疗疾病的方法。因其能起泡如火燎，故名曰"灸"。如用白芥子末、醋或姜汁调成膏状，每次用药 1 g，放置于 3 cm 直径的圆形胶布中央，直接贴于穴位上，保持 2～4 小时，待局部有轻度灼痛感并起泡后揭去胶布，主要用于风寒湿痹、哮喘痰嗽、口眼歪斜等证。又如治疗黄疸，将南星捣置杯内，扣脐上，起泡后挑去泡泄水。

4. **摊法**：用药末同黄蜡融化摊于患处。如治中风逆冷、惊悸，用南星、川芎各半，共为末，同黄蜡融化后摊手、足心。

5. **爆灯火**：又名灯火灸、油捻灸、灯草灸、打灯火、十三元宵火等等，是用灯芯草油点燃后快速按在穴位上进行烫的方法。其具有疏风散寒、行气利痰、宽胸解郁等功效，主要用于急性病证及一些儿科病证。如治疗流行性腮腺炎，用灯草油点燃，爆角孙穴，受爆的皮肤表面可见火花并听到声响。

6. **搭法**：是《理瀹骈文》中的外治方法之一，相当于现代的湿敷法，用纱布（或纸）浸吸药液，外敷穴位或患处。如"衄血危急，用井水或醋浸湿纸搭囟门"。

7. **擦法**：医生以掌心或其他物体蘸药液或药膏在穴位或表皮来回作较有力度的摩擦。如治疗咳嗽、哮喘，用白凤仙花根、叶熬浓汁，擦背上，令其局部发热，再用白芥子、白芷、轻粉等药为末，蜜调做饼，贴背心第三骨节（身柱穴），虽热痛但勿揭，数饼即可根除。

8. **握药法**：又名掌心敷药法，是将辛香类药物做成大药丸让患者握在手心（劳宫穴）治疗疾病的一种方法。如用苍术、羌活、明矾等药为末，姜汁泛丸，握手心取汗，不汗可速喝热汤（或姜汤）促之，适用于外感风寒、汗出不畅者。又如用巴豆霜干姜、良姜、白芥子、甘遂、硫黄、槟榔等份，作丸，清晨花椒汤洗手，麻油涂掌心，握药一丸，少时即泻，欲止泻用冷水洗手，治疗虚寒性便秘。

9. **填法**：将药物塞满空凹部位，常用于脐部，故又名填脐法。如治冷痢，用肉桂末填脐；治二便关格，用白矾末填脐中，滴冷水。

（二）局部给药

1. **扫法**：用羽毛或柔软的织物，蘸取药液轻轻地点扫于患处。如《理瀹骈文》记载治天行发斑用升麻水扫患处；李时珍《本草纲目》记载治恶疮、诸疮久溃，以丝瓜根熬水扫之。

2. **拓（汤）法**：《理瀹骈文》中记载的外治方法，是将患处浸泡在药液中以达治疗目的。如治阳毒大热，用井水或绿豆汤新青布浸拓胸口。治发背初起，用消石泡汤数次即效。

3. **纳（内）法**：将药物放进一定的部位，以治疗疾病。如痈疽瘘管，用三仙丹加朱砂、硼砂纸捻纳入管。湿热下注生虫阴痒，用明矾纳入阴中。另外还有纳眼眦、纳鼻、纳谷道等方法。

4. **摩法**：用手掌或手指掌面紧贴体表皮肤做轻缓柔和而有

节律的盘旋状抚摩。如治蓄血少腹满急,用苏叶煎汤,布浸汤药铺于腹上,盘旋摩擦患处。亦有用药膏或药粉置穴位或患处摩之,以促进药物从皮肤渗透吸收。

5. **揉法**:以掌根或指腹按于施治部位,带动皮下组织做小幅度摩动。如老人伤冷及停滞不化,用生姜或紫苏煎汤揉脘腹。

6. **按法**:用药末安放患处加以按压来治疗疾病。如《备急千金要方》中记载治舌强不得语,以矾石、桂心两味等份为末,放舌下,疗效立竿见影。

7. **洗、濯法**:用药物煎汁,洗患处。如治小儿胎垢,身如蛇皮鳞甲,用蛇蜕 15 g 加水 1 000 ml 煎,洗患处。又如治疗口糜,以白矾化汤濯足。

8. **沐法**:用药物煎汁洗头发。如《本草纲目》中记载白桐叶同麻子仁煮米泔,沐发则长;莲子蒸取汁,沐发则黑;桑白皮同柏叶,沐发不落。

9. **泽法**:以少许药液反复泽润局部。如治头发脱落,以白芷、附子、防风、川芎、辛夷、当归、大黄煎水,常泽发,可生发。

10. **浇(淋)法**:用药水由上往下淋。如治烫火伤,冷烧酒浇患处,鸡蛋清调墨涂,可免起泡。

11. **涂法**:是将药物制成洗剂、面剂或油剂于患处外涂。如治中风口眼歪斜,用白附子、蝎尾各 15 g,僵蚕 30 g,共为末,酒调涂患处。

12. **箍法**:将药末与液体调成稠糊状,敷于患处的四周,中央空出。这是外科疮疡常用的一种外治法。如《理瀹骈文》一书中记载以铁箍散治痈毒疔疮,以箍瘤膏治疗肿瘤。

13. **封法**:用较稠厚的药糊敷于局部,且需将局部扎紧并保留较长时间再揭开。如《集玄方》载用铁粉与蔓青根捣如泥,封之,以治疗皮肤疥疮。《本草纲目》中记载治跌打损伤,用夜合树皮擂酒服并封之,可和血消肿。

14. **熨法**:采用药物粗末和适当材料,经过加热处理后,热熨于施治部位,又名热熨法。这是中医独特、有效的外治方法之一。如治便秘,用枳实 15 g、麸皮 500 g,盐炒熨脐腹。也可用生葱捣碎,炒热后布包熨脐部,治疗小儿消化不良。〔按:现代用化学发热剂或电热作热熨,更为方便。〕

15. **烙法**:用烧热的铁器烫熨或点药烧烙。如《金匮要略》中记载治小儿虫蚀齿,用雄黄、葶苈二味研末,取腊月猪脂溶,以槐枝绵裹头四五枚,点药烙之。

16. **烘法**:是指向火取暖或用火烤干。如治足疮、足底木硬、牛皮胶,用姜汁、南星末调涂,烘之。〔按:现代治虚寒性胃脘痛的"药物怀炉"也属此法。〕

17. **熏法**:有煎汤熏和烧烟熏两种,是借助药物的热气治疗局部或全身疾病的方法。《金匮要略》载:"蚀于肛者,雄黄熏之。雄黄为末,筒瓦两枚,合之,烧向肛熏之"。也可用于治疗全身疾病,如治伤寒无汗,用紫苏煎浓汤,熏头面及腿弯。

18. **掺法**:系将药末撒于患处或疮疡表面。如治孔窍出血,用穿山甲末掺患处。

19. **托法**:是指用手掌向上承着药品。如治疝气偏坠,用肥姜切片铺板上,堆艾一尖烧之,将烧完时趁热带火连姜艾捣烂,摊菜叶上,向阴囊下托之。初时其冷如冰,少顷即热。

20. **兜肚法**:将一定的药物研末装入布囊,缝于兜肚内,穿戴于腹部以治疗某些慢性病。如用白檀香、羚羊角各 30 g,沉香、零陵香、白芷、马兜铃、甘松、升麻、血竭、紫丁皮各 15 g,加麝香和艾绒,做兜肚,穿戴于患者腹部,以治疗遗精、白浊及妇女月经不调、赤白带下等。现代有人用此法治疗胃肠疾患,有良好的疗效。

21. **缠腰法**:将药物研成细末,炒热,装入狭长如腰带的布袋中,缠缚于腰部,以治疗某些下焦疾病的方法。《理瀹骈文》中这类方法记载较多,如治"孕妇肾虚腰痛,用酒炒黑豆布包,作腰带,缠腰上";又如治"冷极阴证,以布包胡椒围肾囊"等等。

22. **染法**:是用药汁将须发染黑的治疗方法。如治白发,用黑豆煮醋染。

23. **拍法**:用手蘸药水拍击患处。如烦乱热极并伤寒,水结于胸,饮停心下不散,用芫花浸水拍胸前,以热除为度。

24. **合法**:是指将药物直接外合患处的治疗方法。如治疗软疖,取茄半个,合之。治头痛,以荞麦面做大饼,更互合头,使出汗。

(三)全身给药

1. **蒸法**:是将药物蒸腾以后,放入容器内,或散发于病室中,由鼻孔或肌肤吸入而治病的外治法。如治全身阳虚不能作汗,用黄花、防风各 30 g,蒸全身;治小儿麻疹透发不畅者,以西河柳煎水,于室中蒸腾以助透发。

2. **煮法**:将药物放在水里用火烧开。如治产后惊风,用整葱120 g、生姜 60 g,用水烧滚,将产妇发煮至起白沫,汗出即愈。[按:现代将此法改为蒸法较安全。]

3. **浴法**:用药煎水沐浴以治疗疾病,类似于现代水疗法中的药浴法。浴法源远流长,早在《内经》中就已有"摩之、浴之"之记载。《金匮要略》中载有治马坠及一切筋骨损方:"先锉败蒲席半领,煎汤浴,衣被盖覆,斯须通利数行,痛楚立瘥"。《理瀹骈文》中记载有沐浴方十余首,分别治疗内、外、儿、皮肤等科的一些疾病。目前药浴已在全国各地普遍开展。

4. **浸(渍)法**:用药物煎汤,浸泡患处,使药物从肌肤渗透。浸法或渍法,基本相同,但渍法要求比浸法的时间更长一些。如以桂附散水煎沸,没洗患处,治疗外伤疼痛肿胀。治风寒汗不出,热水浸足,围被安睡。治小便不通者,取黄酒二斤浸足,或可缓解。

5. **着法**:将药末装入某一疾患相应部位的衣服内,让患者长时间穿着,以治疗疾病。早在晋代的《肘后备急方》中就记载了多种用药衣治疗外感与内伤疾病的方法。之后药衣疗法得到继承和发展,如《本草纲目》中云:"小儿惊厌,鹅毛或雁毛,小儿衣之辟惊"。《理瀹骈文》中载有"以蛛丝着衣领中"或以"远志着巾角中",治疗善忘;用菊艾护膝治疗膝痛等方法。[注:现代的药物背心、护肩、护膝等均属着法。]

6. **包裹法**：用纱布、布帛等将药饼或药物包裹患处。如治疗小儿痰喘，用生矾、米粉以醋和饼，包足心一宿，痰自下。治吐衄，以蒜泥裹足，引热下行。

7. **鞋垫法**：用一定药物研末加赋形剂制成鞋垫，以防治某些脚部疾病。如《外科正宗》中记载用细辛、防风、白芷、草乌各等份为末，组成"千里健步散"，掺在鞋底内，治疗远行之人引发的两脚肿痛。另可取川芎、白芷各等份研细末，撒在鞋内，治疗久行、久立引起的足心痛。

8. **踏法**：指用脚踩在器械或药袋上。如治破伤筋挛，以竹筒穿绳挂腰，坐时以脚滚之，一月即可见效。治脚气上逆，以川椒盛囊踏足下。

二、孔窍给药

1. **吹法**：借助管状物将药末送入口腔、咽喉、耳、鼻等的外治方法。如治重伤风，用鹅不食草研末吹鼻。治小儿口疳，用甘蔗皮灰吹患处等等。

2. **嚏法**：是用羽毛、纸捻或药末刺激鼻黏膜而使之喷嚏，以作预防和治疗疾病的方法。如治疗受暑头痛，以皂角末取嚏，也可用本法治疗时疫、喉风、赤眼、牙痛等上焦病患。吴尚先曾云："盖一嚏，实并汗、吐二法，不必服葱豉汤也……曾有发热、头痛、恶寒、无汗并腹泻者，用此取嚏而汗自出，泻亦止。是发散之中，即兼升提，一法两用，较内服药尤效。"

3. **嗅（闻）法**：是让患者用鼻嗅闻药物或食物的气味，以治疗疾病的方法。如治胃口不开，以葱、椒、姜等烹鲫鱼，令病人嗅闻。治产后出血过多，用炭盆泼醋闻。

4. **塞法**：将药物研细，加赋形剂做成栓子，堵塞或安插于一定孔窍。如用麻黄、白果捣碎，塞鼻，治疗寒哮；芫花根切碎捣烂堵鼻（或制成浸液，用棉球浸药后塞鼻），治疗急性乳腺炎；妇人阴冷，寒湿带下作痒，用蛇床子、吴茱萸、远志、干姜等份为末，绵裹塞阴中。

5. **吸法**：指鼻孔吸入药物的蒸气或药烟。如血虚头痛，用当归、川芎、连翘各 9 g，熟地 15 g，煎汤，置壶中吸其气，治咳嗽，昼夜不停，不论新久；或用款冬花、佛耳草、熟地各 30 g，烧烟吸，治疗咳嗽。[按：现代雾化吸入法及使用各种药烟治病，与此法类似。]

6. **沥、滴法**：将药物制成药液，滴入鼻腔或眼、耳等孔窍的治病方法。"沥"比"滴"持续时间要长一些。如《太平圣惠方》载有"韭汁日滴三次"，治聍耳出汁。现代有人用柴胡注射液滴鼻治疗婴幼儿高热证；用七叶一枝花酒精、黄连滴耳液等滴耳，治疗中耳炎等疾病。

7. **灌法**：将药液灌注入孔窍以治病的方法。如诸虫入耳，以醋、香油或韭汁、葱汁等灌耳。此外，还有用药液或胆汁灌肠等等。

8. **含、漱法**：用药末绵裹含口内或将药物煎成药汁漱口，以防治口腔、咽喉疾病。如治口臭，细辛、豆蔻含之，甚良。治口热生疮，升麻、黄连为末，绵裹含。治齿衄，地骨皮、杞子、麦冬各

9 g,煎汤漱。

9. **插法**:将细长的药物或药捻放入孔窍或病患处。如治二便不通,用草乌头、葱插入肛门。治耳鸣耳聋,用甘遂插耳,口含甘草。枯痔疗插入痔核使其逐渐坏死、干枯、脱落而愈,亦属插法,如"以砒霜、黄蜡搅拌和匀,捻成条子治疗痔疮";"以三品一条枪,插至七日,痔变黑色……至十五日脱落",均为插法。

10. **导法**:将药物塞入肛内作通便用,亦可治疗其他疾病。如治大便不通,猪胆汁和蜜导入肛内。用干姜、盐、杏仁捣丸,导入肛内,治腹胀满不通。

11. **枕法**:将药物研粗末装入布袋内做成枕头,用以治疗疾病的方法。如治目痛不得睡,蒸大豆,袋盛枕之;用桑叶、菊花作药枕,治疗头风;治大寒犯脑,蒸吴茱萸枕头下。

12. **坐法**:又名坐垫法,是将药物研末,炒热布包,让患者坐在药包上,以治其前后二阴疾病。吴尚先在《理瀹骈文》中云:"下焦之病,以药或研或炒,或随证而制,布包,坐于身下,为第一捷法"。

以上这些方法,有些因为比较古老,现今已不再适用,但仍可给人们进一步发展外治法以启迪;有些方法,现在仍可根据条件,因人、因时、因地制宜、继续运用,同时,许多外治法经过改革、延伸,更适合现代医疗发展的需要,如中药穴位注射、中药离子导入、超声雾化、红外线、激光照射以及磁疗等。

江苏省名老中医(药)专家邹逸天及其工作室成员,与当地相关医务工作者一道,经过多年的探索和学习,在勤求古训、博采众长的基础上，对肝胆病的中医外治法不断继承、改良和创新，形成了独具特色的肝胆病中医外治体系，其中包括敷贴疗法、黄疸药浴、中药超声导入、红外线照射联合药物渗透、经络割埋、穴位注射等。此外，邹老团队还开展肝胆病现代外治技术，如腹腔镜技术、动脉灌注与栓塞、射频消融、高强度超声聚焦（HIFU）、高频热疗等。我们有理由相信，中医传统外治与现代外治技术相结合，相辅相成，取长补短，将为肝胆病的外治疗法添上浓墨重彩的一笔。

第二章

常见肝胆疾病中医治法

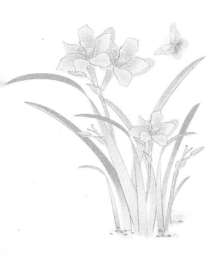

第一节

疫　毒
中医诊疗方案

一、诊断

1. 中医诊断标准:参照中华人民共和国国家标准《中医临床诊疗术语·疾病部分》(GB/T 16751.1-1997)和《中药新药临床研究指导原则》(中国医药科技出版社,2002年)以及中华中医药学会内科肝胆病专业委员会制定的诊断标准(2002年)。证候诊断参照"国家中医药管理局十一五重点专科协作组慢性乙型肝炎诊疗方案"。

本病多因人体正气不足,感受湿热疫毒之邪,毒邪侵入血分,内伏于肝,影响脏腑功能,损伤气血,导致肝脏气血郁滞,着而不行。病情的发生发展可与饮食不洁(节)、思虑劳欲过度有关。本病病程多久,缠绵难愈。常见胁痛、乏力、纳差、腰膝酸软、目黄、尿黄等症状,部分病人可见蜘蛛痣及肝掌,脾脏一般无明显肿大。肝病病程超过6个月,症状持续和肝功能异常者,即可诊断为本病。部分病例病时日久,病史不明确,是于检查后发现。

2. 西医诊断标准:参照中华医学会肝病学分会、中华医学会感染病学分会联合制定的《慢性乙型肝炎防治指南》(2015年)。

有乙型肝炎或 HBsAg 阳性史超过 6 个月,现 HBsAg 和(或)HBV DNA 仍为阳性者,可诊断为慢性 HBV 感染。慢性乙型肝炎可分为:(1) HBeAg 阳性慢性乙型肝炎:血清 HBsAg、HBV DNA 和 HBeAg 阳性,抗－HBe 阴性,血清 ALT 持续或反复升高,或肝组织学检查有肝炎病变;(2) HBeAg 阴性慢性乙型肝炎:血清 HBsAg 和 HBV DNA 阳性,HBeAg 持续阴性,抗－HBe 阳性或阴性,血清 ALT 持续或反复异常,或肝组织学检查有肝炎病变。

二、证候分型

1. 湿热蕴结证:身目黄染,黄色鲜明,小便黄赤,口干苦或口臭,脘闷,或纳呆,或腹胀,恶心或呕吐,右胁胀痛,大便秘结或黏滞不畅,舌苔黄腻,脉弦滑或滑数。

2. 肝郁气滞证:两胁胀痛,善太息,得嗳气稍舒,胸闷,腹胀,情志易激惹,嗳气,乳房胀痛或结块,舌质淡红,苔薄白或薄黄,脉弦。

3. 肝郁脾虚证:胁肋胀痛或窜痛,急躁易怒,喜太息,纳差或食后胃脘胀满,乳房胀痛或结块,嗳气,口淡乏味,便溏,舌质淡红,苔薄白或薄黄,脉弦。

4. 肝肾阴虚证:腰痛或腰酸腿软,胁肋隐痛,眼干涩,五心烦热或低热,耳鸣、耳聋,头晕、眼花,口干咽燥,劳累后加重,小便短赤,大便干结,舌红少苔,脉细或细数。

5. 脾肾阳虚证:食少便溏或五更泻,腰痛,或腰酸腿软,或阳痿早泄,或耳鸣耳聋,形寒肢冷,小便清长或夜尿频数,舌质淡胖,苔润,脉沉细或迟。

6.瘀血阻络证:胁痛如刺,痛处不移,朱砂掌或蜘蛛痣,色暗,或毛细血管扩张,胁下积块,胁肋久痛,面色晦暗,舌质紫暗或有瘀斑瘀点,脉沉。

三、治疗方案

(一)辨证选择口服中药汤剂

1.湿热蕴结证

[**治法**] 清热利湿。

[**推荐方药**] 茵陈蒿汤合甘露消毒丹加减。茵陈、栀子、制大黄、滑石、黄芩、虎杖、射干、连翘等。

2.肝郁气滞证

[**治法**] 疏肝理气。

[**推荐方药**] 柴胡疏肝散加减。柴胡、香附、枳壳、陈皮、白芍、苏梗、八月札等。

3.肝郁脾虚证

[**治法**] 疏肝健脾。

[**推荐方药**] 逍遥散加减。柴胡、当归、白芍、白术、茯苓、薄荷、甘草等。

4.肝肾阴虚证

[**治法**] 滋补肝肾。

[**推荐方药**] 一贯煎加减。北沙参、麦冬、生地、枸杞子、玄

参等。

5.脾肾阳虚证

[**治法**] 温补脾肾。

[**推荐方药**] 附子理中汤合金匮肾气丸加减。党参、白术、制附子、炙桂枝、菟丝子,肉苁蓉、干姜等。

6.瘀血阻络证

[**治法**] 活血通络。

[**推荐方药**] 膈下逐瘀汤加减。当归、桃仁、红花、川芎、赤芍、丹参、鳖甲等。

(二)辨证选用中成药

清热利湿解毒类:双虎清肝颗粒、垂盆草冲剂、茵栀黄制剂等。

疏肝解郁健脾类:逍遥丸、丹芩逍遥合剂、甘草酸制剂等。

滋补肝肾类:五味子制剂等。

活血化瘀类:鳖甲煎丸、大黄䗪虫丸、扶正化瘀胶囊、复方鳖甲软肝片、抗纤复肝丸、五复化毒丸等。

(三)中医外治

(1)根据病情选择护肝拔毒软膏外敷,祛湿解毒,疏肝解郁,活血化瘀。

(2)艾灸、耳穴埋籽以及超声电导仪代替传统外治疗法等。

四、疗效评价

(一) 评价标准

1. 中医证候疗效

显效:中医临床症状、体征明显改善,证候积分减少大于等于 70%。

有效:中医临床症状、体征均有好转,证候积分减少大于等于 30%。

无效:中医临床症状、体征无明显改善,甚或加重,证候积分减少小于 30%。

2. 肝功能疗效评价标准(3个月疗程)

显效:ALT、AST、总胆红素降低 80%,停药 3 个月 ALT 反跳小于 50%。

有效:ALT、AST、总胆红素降低 50%,停药 3 个月 ALT 反跳小于 80%。

无效:ALT、AST、总胆红素无变化。

(二) 评价方法

1. 中医证候疗效:

每 2 周评价一次,采用尼莫地平法:

积分减少(%)=(疗前积分-疗后积分)/疗前积分×100%;

总有效率=(临床痊愈+显效+有效)例数/总例数×100%。

2. 肝功能疗效:治疗前后检查一次。

第二节

黄　疸
中医诊疗方案

一、诊断

疾病诊断诊断:参照中华人民共和国国家标准《中医临床诊疗术语·疾病部分》(GB/T 16751.1—1997),以白睛、皮肤黏膜、小便发黄为特征的一组症状。包括西医的病毒性肝炎、脂肪性肝炎、非酒精性脂肪性肝炎、自身免疫性肝炎、原发性硬化性肝炎胆管炎等原因引起的血清总胆红素超过 34.2 μmmol/L(肝硬化失代偿期引起的血清胆红素升高不在此列)即可归纳为"黄疸"范畴。一般按病之新久缓急与黄色的明暗等分为阳黄与阴黄。凡以黄疸为主要表现的疾病,即可归纳为黄疸病类。

二、证候分型

1. 阳黄

(1)热重于湿:身目俱黄,黄色鲜明,发热口渴,或见心中懊侬,腹部胀满,口干而苦,恶心欲吐,小便短少黄赤,大便秘结,舌苔黄腻,脉象弦数。

(2)湿重于热:身目俱黄,但不如前者鲜明,头重身困,胸脘痞满,食欲减退,恶心呕吐,腹胀,或大便溏垢,舌苔厚腻微黄,脉象弦滑或濡缓。

2. 急黄

发病急骤,黄疸迅速加深,其色如金,高热烦渴,胁痛腹满,神昏谵语,或见衄血、便血,或肌肤出现瘀斑,舌质红绛,苔黄而燥,脉弦滑数或细数。

3. 阴黄

身目俱黄,黄色晦暗,或如烟熏,纳少脘闷,或见腹胀,大便不实,神疲畏寒,口淡不渴,舌质淡苔腻,脉濡缓或沉迟。

三、治疗方案

(一)辨证选择口服中药汤剂

1. 阳黄

(1)热重于湿

[治法] 清热利湿,佐以泄下。

[推荐方药] 茵陈蒿汤加味。方中茵陈为清热利湿、除黄之要药,用量宜偏重;栀子、大黄清热泻下。并可酌加茯苓、猪苓、滑石等渗湿之品,使湿热之邪从二便而去。

(2)湿重于热

[治法] 利湿化浊,佐以清热。

[推荐方药] 茵陈五苓散合甘露消毒丹加减。前方以茵陈为主药,配以五苓散化气利湿,使湿从小便而去。后方用黄芩、木通等之苦寒清热化湿及藿香、蔻仁等芳香化浊之品,以宣利气机而化湿浊。

2. 急黄

[**治法**] 清热解毒,凉营开窍。

[**推荐方药**] 犀角散加味。方中犀角、黄连、升麻、栀子清热凉营解毒;茵陈清热退黄。并可加生地、丹皮、玄参、石斛等药,以增强清热凉血之力。如神昏谵语,可配服安宫牛黄丸或至宝丹以凉开透窍;如衄血、便血或肌肤瘀斑重者,可加地榆炭、柏叶炭等凉血止血之品;如小便短少不利,或出现腹水者,可加木通、白茅根、车前草、大腹皮等清热利尿之品。

3. 阴黄

[**治法**] 健脾和胃,温化寒湿。

[**推荐方药**] 茵陈术附汤加味。方中茵陈、附子并用,以温化寒湿退黄;白术、干姜、甘草健脾温中。并可加郁金、川朴、茯苓等行气利湿之品。

(二) 中医外治

(1) 敷贴疗法:护肝拔毒软膏外敷肝经,适用于胁痛明显的患者。

(2) 清肠排毒液中药灌肠疗法:将具有通腑泄下、活血解毒作用的中药通过结肠透析机辅助进行灌肠,可提高疗效,达到清除肠道毒素,减轻肝损害,辅助退黄。

(3) 中药穴位敷贴疗法:用大黄、芒硝敷贴神阙穴,清热解毒退黄;用党参、茯苓、白术、山药敷贴神阙穴,健脾益气。

四、疗效评价

根据《中医病证诊断疗效标准》中黄疸疗效标准进行疗效评估,协作组制定的主要考察指标包括:黄疸消失、消化道等其他症状消失、肝功能改善。

1. 治愈

黄疸消退,其他症状消失,相关实验室指标正常。

2. 好转

黄疸及其他症状减轻,相关实验室指标正常。

3. 未愈

黄疸不退或加深,实验室指标无改善。

第三节

积聚(肝硬化)
中医诊疗方案

一、诊断

1. 中医诊断标准:参照全国高等中医药院校教材《中医内科学》第七版(田德禄主编,人民卫生出版社,2002 年)

积聚是由于正气亏虚,脏腑失和,气滞、血瘀、痰浊蕴结腹内而致,以腹内结块,或胀或痛为主要临床特征的一类病证。

2. 西医诊断标准:参照中华医学会传染病与寄生虫病学分会、肝病学分会联合修订的《病毒性肝炎防治方案》(2000 年)及中华医学会肝病学分会、中华医学会感染病学分会联合制定的《慢性乙型肝炎防治指南》中关于肝硬化代偿期的部分(2015 年)。

(1) 临床诊断:肝硬化代偿期指早期肝硬化,一般属 Child-Pugh A 级。虽可有轻度乏力、食欲减少或腹胀症状,但无明显肝功能衰竭表现。血清白蛋白降低,但仍不低于 35 g/L,胆红素 TB≤35 μmol/L,凝血酶原活动度 PTA 多大于 60%。血清 ALT 及 AST 轻度升高,AST 可高于 ALT,γ-GT 可轻度升高。可有门脉高压症如轻度食管静脉曲张,但无腹水、肝性脑病或上消化道出血。

根据肝脏炎症活动情况,可将肝硬化区分为:

①活动性肝硬化:慢性肝炎的临床表现依然存在,特别是ALT升高;黄疸,白蛋白水平下降,脾进行性增大,并伴有门脉高压症。

②静止性肝硬化:ALT正常,无明显黄疸,脾大,伴有门脉高压症,血清白蛋白水平低。

肝硬化影像学诊断:B超检查可见肝脏缩小,肝表面明显凹凸不平,锯齿状或波浪状,肝边缘变钝,肝实质回声不均、增强,呈结节状,门脉和脾静脉内径增宽,肝静脉变细、扭曲、粗细不均。

（2）病原学诊断

乙肝肝硬化:有以下任何一项阳性者,可诊断:①血清HBsAg阳性;②血清HBVDNA阳性;③血清抗-HBcIgM阳性;④肝内HBcAg和/或HBsAg阳性,或HBVDNA阳性。

丙肝肝硬化:血清抗-HCV阳性,或血清和/或肝内HCVRNA阳性者可诊断。

其他肝硬化:包括酒精性、血吸虫性、肝吸虫性、自身免疫性及代谢性肝硬化等。

（3）组织病理学诊断

①活动性肝硬化:肝硬化伴明显炎症,包括纤维间隔内炎症,假小叶周围碎屑坏死及再生结节内炎症病变。

②静止性肝硬化:假小叶周围边界清楚,间隔内炎症细胞少,结节内炎症轻。

二、证候分型

1. 湿热内阻证

皮目黄染,黄色鲜明,恶心或呕吐,口干苦或口臭,胁肋灼痛,脘闷,或纳呆,或腹胀,小便黄赤,大便秘结或黏滞不畅,舌苔黄腻,脉弦滑或滑数。

2. 肝脾血瘀证

胁痛如刺,痛处不移,朱砂掌或蜘蛛痣,色暗,或毛细血管扩张,胁下积块,胁肋久痛,面色晦暗,舌质紫暗,或有瘀斑瘀点,脉涩。

3. 肝郁脾虚证

胁肋胀痛或窜痛,急躁易怒,喜太息,口干口苦,或咽部有异物感,纳差或食后胃脘胀满,腹胀,嗳气,乳房胀痛或结块,便溏,舌质淡红,苔薄白或薄黄,脉弦。

4. 脾虚湿盛证

纳差或食后胃脘胀满,便溏或黏滞不畅,腹胀,气短,乏力,恶心或呕吐,自汗,口淡不欲饮,面色萎黄,舌质淡,舌体胖或齿痕多,苔薄白或腻,脉沉细或细弱。

5. 肝肾阴虚证

腰痛或腰酸腿软,眼干涩,五心烦热或低烧,耳鸣、耳聋,头晕、眼花,胁肋隐痛、劳累加重,口干咽燥,小便短赤,大便干结,舌红少苔,脉细或细数。

6. 脾肾阳虚型

五更泻,腰痛或腰酸腿软,阳痿,早泄,耳鸣,耳聋,形寒肢冷,小便清长或夜尿频数,舌质淡胖,苔润,脉沉细或迟。

三、治疗方案

（一）辨证选择口服中药汤剂

1. 湿热内阻证

[**治法**] 清热利湿。

[**推荐方药**] 茵陈蒿汤或中满分消丸加减。黄芩、黄连、知母、厚朴、枳实、陈皮、茯苓、猪苓、泽泻、白术、茵陈蒿、栀子、大黄（后下）等。

2. 肝脾血瘀证

[**治法**] 活血软坚。

[**推荐方药**] 膈下逐瘀汤加减。柴胡、当归、桃仁、五灵脂、炙山甲、地鳖虫、丹参、白茅根、大腹皮、茯苓、白术等。

3. 肝郁脾虚证

[**治法**] 疏肝健脾。

[**推荐方药**] 柴胡疏肝散合四君子汤加减。柴胡、枳实、白芍、香附、白术、茯苓、陈皮、党参等。

4. 脾虚湿盛证

[**治法**] 健脾利湿。

[**推荐方药**] 参苓白术散加减。党参、白术、白扁豆、茯苓、泽泻、陈皮、山药、薏苡仁、砂仁等。

5. 肝肾阴虚证

[**治法**] 滋养肝肾。

[**推荐方药**] 一贯煎加减。北沙参、麦冬、当归、生地黄、枸

杞、川楝子等。

6. 脾肾阳虚证

[治法] 温补脾肾。

[推荐方药] 附子理中丸合济生肾气丸加减。炮附子(先煎)、干姜、党参、白术、猪苓、茯苓、泽泻、桂枝、赤芍、丹参、莪术、甘草等。

(二)选用中成药

1. 护肝解毒:五味子制剂、甘草制剂、水飞蓟制剂、双虎清肝制剂等。

2. 利胆退黄:茵栀黄制剂、赶黄草制剂、苦黄注射液等。

3. 活血软坚化积:丹参制剂、大黄䗪虫丸(胶囊)、扶正化瘀胶囊、复方鳖甲软肝片、抗纤复肝丸(自制药品)等。

(三)中医外治

1. 中药穴位敷贴疗法:对积聚患者常规开展护肝拔毒软膏外治,应用有活血止痛、化瘀消癥功效的自制通络化癥膏外敷肝经,适用于积聚胁痛明显的患者。

2. 肝病治疗仪:应用生物信息反馈技术发出与人体心率同步的脉动红外线,在肝脏体表投影区,即右胁——足厥阴肝经、足少阳胆经循行之所,进行施灸,激发脏腑经络气机,起到温经散寒、活血化瘀、祛痰通络的作用,可有效改善肝脏微循环,抗肝纤维化。

3. 中药离子导入磁热疗法:采用丹参等具有疏肝理气、活血化瘀止痛作用的中药浓缩煎剂,通过低频脉冲信号在相关的穴位(肝俞、胆俞、章门、期门、足三里、阳陵泉、阴陵泉等)导入,作用于脏腑深部,可改善肝脏血流变化和肝细胞功能,具有抗肝纤维化、抗肝硬化作用。

4. 清肠排毒液中药灌肠疗法:将具有通腑泄下、活血解毒作用的中药,通过结肠透析机辅助进行灌肠,可提高疗效,起到清除肠道毒素,减轻肝损害,从而改善肝硬化的作用。

5. 脐火疗法:将具有益气健脾、活血解毒功能的中药制成药饼置于脐部,再将药筒置于药饼之上,正对脐中心,在上端点燃,任其自然燃烧,燃尽后换第二根,以 7 根为一次量。可用于脾虚型肝硬化。

6. 中药穴位敷贴疗法:大黄、芒硝、元胡敷贴肝区,清热解毒、散瘀止痛。

(四) 护理

1. 起居:起居有时,劳逸有节,适寒温,防外感。

2. 饮食:避免暴饮暴食,忌生冷、油腻、辛辣,禁醇酒,少食人工合成和含防腐剂的食物。

3. 情志:调畅情志,避免诱发本病的病因。

4. 用药宣讲:用药合理,告诫病人不应随意服药,以免服药不当而加重肝脏负担和损害肝功能。

5. 强身:散步、打太极拳、八段锦以增强体质,提高机体抗病能力。

（五）不同病理环节,病证结合治疗

1. 合并糖代谢紊乱

（1）偏于湿热者,川连加量至 15 g。

（2）偏于脾虚者,黄芪加量至 30～45 g。

（3）偏于气阴两虚者,加沙参、炒山药。

2. 合并脂代谢紊乱

加用冬瓜仁、苡米、浙贝等化痰药物。

3. 肠源性内毒素血症:其基本病机为湿热瘀结于大肠,治以健脾调肠、化瘀解毒。对肠源性内毒素血症患者,可将大黄解毒汤水煎浓缩至 100 ml,保留灌肠。

4. 乙肝相关性肾炎

（1）湿毒瘀阻肾络者,加泽兰、益母草。

（2）脾肾气虚者,黄芪加量,加芡实。

（3）脾肾阳虚者,加附子、干姜。

5. 合并高血压

（1）痰浊上扰者,加半夏、白术、天麻。

（2）痰瘀阻络者,加川牛膝、泽泻。

（3）肝阳上亢者,加夏枯草、钩藤、菊花。

（4）肝肾阴虚者,加旱莲草、炒白芍、生龙骨。

6. 肝性脑病

肝性脑病无特定中医病名,属中医“昏愦”“昏迷”等范畴,以嗜睡、谵妄或错乱、昏迷等意识障碍为主要表现。肝硬化导致肝性脑病者多见虚者,多因久病自虚,气血不足,阴阳俱损,肝阴不足,血不养肝,虚风内动,加上湿浊毒邪潜伏血分,鼓动内风,邪正相争,最终致病,故治疗方法应以补虚扶正、醒神开窍为主,佐以清利余邪。

肝性脑病的应急处理:

(1) 中药灌肠:灌肠方组成有生大黄、芒硝、石菖蒲、冰片等,药量据病情轻重及正气虚弱程度而定,水煎成 150 ml 药液。乳果糖 30 ml,采取保留灌肠的方法,每日 1～2 次,可连续灌肠,直至患者苏醒为止。

(2) 对痰热内闭清窍而躁动不安者,可用安宫牛黄丸(镇静作用较强)或紫雪丹(镇痉作用较佳),每次 1～2 丸,日 2～3 次,鼻饲。

(3) 对痰浊蒙蔽清窍而昏不知人者,可用苏合香丸,每次 1 粒,每日 3 次,鼻饲。

(4) 若患者目合口开,手撒遗尿,面色苍白甚或青紫,脉微欲绝,则为元阳衰微,行将脱绝,治宜回阳救逆,急用参附汤(人参 30 g、熟附子 15 g)救治,或用参附针、生脉针静滴。

四、疗效评价

(一)评价标准

1. 疗效指标

(1) 主要疗效指标:中医症状体征治疗前后的变化情况。

(2) 次要疗效指标:实验室指标、肝脾影像学指标。

2. 证候评价标准

（1）显效：症状、体征完全消失，证候积分减少大于等于70%。

（2）好转：主要症状、体征消失或明显好转，证候积分减少大于等于30%。

（3）无效：未达到好转标准或恶化者。

3. 实验室指标、影像学指标评价标准

（1）显效：疗程结束时，肝脾肿大稳定不变，无叩痛及压痛；肝功能（ALT、胆红素）恢复正常；以上两项指标保持稳定半年至一年。

（2）好转：疗程结束时，肝脾肿大稳定不变，无明显叩痛及压痛；肝功能（ALT、胆红素）下降幅度超过50%而未完全正常。

（3）无效：未达到好转标准或恶化者。

（二）评价方法

中医症状、体征在治疗前后的变化情况采用《中医四诊资料分级量化表》，实验室指标评价采用检测肝功能、血常规变化的方法进行评价，影像学指标评价采用B超检查肝脾前后变化情况的方法进行评价。

第四节

鼓 胀
中医诊疗方案

鼓胀系因肝脾受伤,疏泄运化失常,气血交阻致水气内停,以腹胀大如鼓、皮色苍黄、脉络暴露为主要临床表现的病证。西医学中的肝硬化、腹腔内肿瘤、结核性腹膜炎等并发腹水时,可参考本病辨证论治。

一、诊断

1. 初起脘腹作胀,腹膨大,食后尤甚,叩之呈鼓音或移动性浊音;继则腹部胀满,高于胸部,重者腹壁青筋暴露,脐孔突出。

2. 常伴乏力,纳呆,尿少,浮肿,出血倾向等,可见面色萎黄,黄疸,肝掌,蜘蛛痣。

3. 本病常有酒食不节、情志内伤、虫毒感染或黄疸、胁痛、癥积等病史。

二、证候分型

1. 气滞湿阻证:腹部胀大,按之不坚,胁下胀满或疼痛,纳呆食少,食后作胀,嗳气后稍减,或下肢微肿,舌苔白腻,脉弦。

2. 寒湿困脾证:腹大胀满,按之如囊裹水,胸腹胀满,得热稍舒,周身困重,怯寒肢肿,小便短少,大便溏薄,舌苔白腻滑,脉沉缓。

3. 湿热蕴结证:腹大坚满,脘腹绷急,外坚内胀,拒按,烦热口苦,渴不欲饮,小便赤涩,大便秘结或溏垢,或有肌肤发黄,舌尖边红,苔黄腻或灰黑,脉弦数。

4. 瘀结水满证:腹大坚满,按之不陷而硬,青筋怒张,胁腹刺痛拒按,面色晦暗,头颈胸臂等处可见红点赤缕,唇色紫褐,大便色黑,肌肤甲错,口干,饮水不欲下咽,舌质紫暗或有瘀斑,脉细涩。

5. 阳虚水盛证:腹水胀满,面色苍黄,胸闷纳呆,便溏,畏寒肢寒,浮肿,小便不利,舌质淡,舌体胖边有齿痕,苔厚滑腻,脉沉弱。

6. 阴虚水停证:腹大坚满,甚则腹部青筋暴露,形体反见消瘦,面色晦滞,小便短少,口燥咽干,心烦少寐,齿鼻时或衄血,舌红绛少津,脉弦细数。

三、治疗方案

(一)辨证选择口服中药汤剂

1. 气滞湿阻证

[治法] 疏肝理气,除湿散满。

[推荐方药] 柴胡疏肝散合胃苓汤加减。柴胡、香附、郁金、青皮、苍术、厚朴、茯苓、猪苓等。

2. 寒湿困脾证

[**治法**] 温阳散寒,化湿醒脾。

[**推荐方药**] 实脾饮加减。白术、苍术、附子、干姜、厚朴、木香、茯苓皮、泽泻等。

3. 湿热蕴结证

[**治法**] 清热利湿,攻下逐水。

[**推荐方药**] 中满分消丸合茵陈蒿汤、舟车丸加减。茵陈、金钱草、栀子、黄柏、连翘、苍术、厚朴、大黄、泽泻、车前子等。

4. 瘀结水满证

[**治法**] 活血化瘀,行气利水。

[**推荐方药**] 调营饮加减。当归、赤芍、桃仁、三棱、莪术、制鳖甲、大腹皮、泽兰、泽泻、三七等。

5. 阳虚水盛证

[**治法**] 温补脾肾,化气利水。

[**推荐方药**] 附子理气丸合五苓散、济生肾气丸。附子、干姜、人参、白术、茯苓、泽泻、车前子、陈葫芦等。

6. 阴虚水停证

[**治法**] 滋养肝肾,凉血化瘀。

[**推荐方药**] 六味地黄丸或一贯煎合膈下逐瘀汤。沙参、麦冬、生地、山萸肉、枸杞、猪苓、茯苓、泽泻、丹参等。

（二）辨证选用中成药

1. 口服中成药

可酌情选用安宫牛黄丸、云南白药、木香顺气丸等中成药口服。

2. 中药针剂

（1）生脉注射液 60 ml 加入 10％葡萄糖注射液 250 ml，静脉滴注，每日 1 次，适用于气阴两虚证。

（2）参附注射液 40～60 ml 加入 10％葡萄糖溶液 250 ml，静脉滴注，每日一次，适用于脾肾阳虚证。

（3）可酌情选用丹参注射液或苦黄注射液等治疗。

＊＊ **注意重点** ＊＊

鼓胀合并出血、神昏，病情可迅速恶化，危及生命，必须中西医结合治疗。

四、疗效评价

诊疗标准

1. 治愈：腹水消失及全身症状缓解，实验室检查正常。

2. 好转：腹水减少，其他症状明显好转，实验室检查有改善。

3. 未愈：腹水未见减轻，其他症状及实验室检查无改善或恶化。

肝癖(酒精性肝病)
中医诊疗方案

　　酒癖是因素体脾虚,过量饮酒,湿热毒邪蕴结体内,损伤肝脾,肝失疏泄,脾失健运,迁延日久,气血痰湿相互搏结,停于胁下,形成积块,后期病及于肾,肝脾肾同病,气滞、血瘀、水停,正虚交织错杂于腹中,形成腹大膨隆之酒臌之证。病理因素以湿、毒、痰、瘀、虚为主。以乏力,胁胀或痛,右胁下肿块为主要临床表现。随着病情加重,可有神经精神症状、蜘蛛痣、肝掌等体征。酒癖相当于现代医学的酒精性肝病。

一、诊断

　　参照 2010 年 1 月中华医学会肝脏病学分会脂肪肝和酒精性肝病学组制定的《酒精性肝病诊疗指南》。

二、治疗方案

(一)临床应用疗效肯定的诊疗方案

　　近二三十年来,酒精性肝病发病与就诊的人数逐年增多,依据祖国医学理论解释酒精性肝病形成的病因病机、临床症候特点,探索用药规律等,是我们主要的临床研究方向之一,现已形成了理法方药相对固定的治疗方法与组方。我们将其总结为：（1）素体脾虚运化无力是酒精性肝病发生的根本性内在基础，过度饮酒是酒精性肝病形成的主要病因；（2）肝郁脾虚、痰瘀湿毒互结是本病的基本病机；（3）其发生与发展是一个由虚至实、由脾及肝、由气及血的病理过程；（4）健脾行气、化湿解毒、软坚散结是基本治疗方法。本治疗方法在我院应用于临床十余年，被证实其疗效确切、可重复性强。

[**基本治法**] 健脾行气、化湿解毒、软坚散结。

[**基本方**] 黄连 9 g，炒枳实 9 g，云苓 24 g，陈皮 9 g，半夏 6 g，白蔻 9 g，海蛤粉 30 g，丹参 24 g，竹茹 9 g，茵陈 24 g，姜黄 9 g，僵蚕 9 g，甘草 3 g。

随证加减：

痰湿盛者：基本方加苍术 15 g。

湿热盛者：基本方加黄芩 15 g、败酱草 20 g。

气虚明显者：基本方加黄芪 15～30 g。

瘀血重者：基本方加赤芍 24 g。

津液不足者：基本方去陈皮、半夏，加沙参 15 g、山药 15 g。

[**不同病理环节，病证结合治疗方案**]

（1）合并糖代谢紊乱：

偏于湿热，川连加量至 15 g。

偏于脾虚，黄芪加量至 30～45 g。

偏于气阴两虚，加沙参、炒山药。

（2）合并脂代谢紊乱：

加用冬瓜仁、苡米、浙贝等化痰散结药物。

（3）合并高血压者：

痰浊上扰，加半夏、白术、天麻。

痰瘀阻络，加川牛膝、泽泻。

肝阳上亢，加夏枯草、钩藤、菊花。

肝肾阴虚，加旱莲草、炒白芍、生龙骨。

（4）酒精性肝硬化：治以健脾化痰、软坚散结，水红花子汤合三仁汤加减：

水红花子 15～30 g，黄芪 24～30 g，泽兰 30 g，内金 15 g，郁金 30 g，丹参 24 g，川牛膝 18 g，马鞭草 24 g，炒山药 24 g，浙贝 15 g，白蔻 9 g，海蛤粉 30 g，冬瓜仁 15 g，苡米 30 g，甘草 3 g。

（二）辨证分型论治

（1）肝郁脾虚证

[临床表现] 胁肋胀痛，心情抑郁不舒，乏力，纳差，脘腹痞闷，便溏，舌淡红，苔薄，脉弦细或沉细。

[主症及次症] 主症：①肝区胀痛；②心情抑郁不舒；③舌不红。次症：①脘腹痞闷；②乏力；③纳差；④便溏。

[辨证要求] 在排除湿热内蕴证的基础上，具备主症①③项及次症中任一项，即属本证；具备主症②③项及次症中任一项，即属本证。

[治法] 疏肝理气、健脾化湿。

［**方药**］柴苓汤(《景岳全书》)加减。白术、茯苓、泽泻、柴胡、猪苓、薏米、白蔻。

(2) 痰瘀互结证

［**临床表现**］胁肋刺痛,乏力,纳差口黏,脘腹痞闷,胁下痞块,便溏不爽,舌胖大瘀紫,苔白腻,脉细涩。

［**主症及次症**］主症:①胁肋刺痛;②胁下痞块;③舌瘀紫。次症:①乏力;②纳差;③口黏;④脘腹痞闷;⑤便溏不爽;⑥舌胖大;⑦苔白腻。

［**辨证要求**］符合主症①②③中任一项,结合次症任一项即属本证。

［**治法**］健脾化痰,活血化瘀。

［**方药**］二陈汤合大瓜蒌散(《杂病源流犀烛》)、酒积丸(《医学纲目》)加减。乌梅肉、木香、枳实、砂仁、杏仁、黄连、陈皮、半夏、茯苓、白术、苍术、白蔻、瓜蒌、红花、甘草。

(3) 痰湿内阻证

［**临床表现**］胁肋隐痛,脘腹痞闷,口黏纳差,困倦乏力,头晕恶心,便溏不爽,形体肥胖,舌淡红胖大,苔白腻,脉濡缓。

［**主症及次症**］主症:①脘腹痞闷;②苔白腻;③形体肥胖。次症:①口黏纳差;②困倦乏力;③头晕恶心;④便溏不爽;⑤舌淡红胖大;⑥脉濡缓;⑦胁肋隐痛。

［**辨证要求**］符合主症中任两项,或符合主症任一项、次症任两项,即可诊断本证。

［**治法**］健脾利湿,化痰散结。

[**方药**] 二陈汤合三仁汤加减。陈皮、半夏、茯苓、白术、薏米、厚朴、白蔻、海蛤粉、甘草。

（4）湿热内蕴证

[**临床表现**] 脘腹痞闷，胁肋胀痛，恶心呕吐，便秘或秘而不爽，困倦乏力，小便黄，口干，口苦，舌红，苔黄腻，脉弦滑。

[**主症及次症**] 主症：①舌红；②苔黄腻。次症：①小便黄；②脘腹痞闷；③恶心呕吐；④口干口苦；⑤便秘。

[**辨证要求**] 具备主症①②两项，即属本证；具备主症中任一项及次症中任两项，即属本证。

[**治法**] 清热利湿，化痰散结。

[**方药**] 黄连温胆汤合三仁汤加减。黄连、炒枳实、云苓、陈皮、半夏、薏米、白蔻、海蛤粉、赤芍、竹茹、茵陈、败酱草、冬瓜仁、甘草。

[**中成药**] 双虎清肝颗粒、茵栀黄颗粒等。

（5）肝肾不足证

[**临床表现**] 胁肋隐痛，腰膝酸软，足跟痛，头晕耳鸣，失眠，午后潮热，盗汗，男子遗精或女子月经不调，舌红少津，脉细或细数。

[**主症及次症**] 主症：①腰膝酸软；②舌红少津，脉细或细数。次症：①胁肋隐痛；②足跟痛；③午后潮热或盗汗；④失眠；⑤头晕；⑥耳鸣；⑦消瘦；⑧衄血。

[**辨证要求**] 具备主症①②两项即属本证；具备主症中任一项及次症中任两项，即属本证。

［治法］活血滋阴，化瘀软坚。

［方药］一贯煎合膈下逐淤汤加减。当归、生地、沙参、枸杞、麦冬、桃仁、丹皮、赤芍、泽兰、红花、浙贝、炒山药、枳壳、甘草。

［中成药］丹参注射液，以8～16 ml加入5％葡萄糖等渗盐水500 ml内静滴，每日1次。

（三）中医外治

根据病情，可选用我院自制的黄疸药浴液，以疏通腠理、清热解毒、利湿退黄；护肝拔毒软膏祛湿解毒，疏肝解郁、活血化瘀；我院制剂健脾合剂，健脾和胃；双参合剂，清热解毒、活血化瘀，改善肝硬化；清肠排毒液，降黄，减少肠道内毒素，改善预防和治疗酒精中毒；超声电导仪代替传统外治方法等。

（四）药茶

解酒养肝饮：枳椇子、茯苓、薏米、冬瓜仁、生山楂按等比例配伍，沸水冲泡10分钟，频服，以茶代饮。

（五）饮食调护

1. 戒酒。

2. 清淡饮食，忌食辛辣、油腻、甘甜之品。

3. 避免剧烈体育运动及重体力劳动。

4. 药膳饮食调治，如茵陈粥（茵陈、粳米各60 g），赤小豆苡米粥（赤小豆、薏苡仁各50 g，熬成粥），有健脾、利湿、解毒之功。

三、疗效

1. 90％以上的患者迅速改善体力与精力。

2. ALT、AST 复常率达 100％，GGT 复常率达 95％。

3. TG、TC 复常率达 90％。

4. 100％的患者提高胰岛素敏感性，恢复糖代谢正常者达 90％。

5. 80％的患者降低体重、减少腰围。

6. 肝脏超声图像复常与改善者达 95％。

第六节

非酒精性脂肪性肝病
中医诊疗方案

本病是现代医学针对该病病因、病位及病理改变综合定义而命名。中医学多从症状、病因病机等方面命名,将其归属于"胁痛""痞满""肝胀""肝痞""肝着""积聚""痰证""痰浊""湿阻""淤证""肥气""积证"等范畴。"十一五"国家中医药管理局中医肝病协作组将非酒精性脂肪性肝病的中医病名确定为"肝癖"。2009 年发布的《非酒精性脂肪性肝病中医诊疗共识意见》将其病名定为"肝癖""胁痛""积聚"。

一、诊断

诊断标准参照 2006 年中华医学会肝脏病学分会制定的《非酒精性脂肪性肝病诊疗指南》。

1. 具备非酒精性脂肪性肝病临床诊断标准中:

(1) 无饮酒史,或饮酒折合乙醇量男性每周少于 140 g,女性每周少于 70 g;

(2) 除外病毒性肝炎、药物性肝病、全胃肠外营养、肝豆状核变性等可导致脂肪肝的特定疾病;

(3) 除原发疾病临床表现外,可有乏力、消化不良、肝区隐痛、肝脾肿大等非特异性症状及体征。

2. 存在代谢综合征或不明原因性血清 ALT 水平升高持续 4 周以上。

3. 影像学表现符合弥漫性脂肪肝诊断标准。

4. 肝脏组织学表现符合脂肪性肝炎诊断标准。

凡具备上列第 1~3 项或具备第 1 项、第 4 项者即可诊断。

二、证候分型

1. 肝郁脾虚，痰湿阻滞证：胁肋胀痛，头身困重，乏力，胸脘痞闷，食欲不振，口黏不渴，便溏不爽，舌苔白腻，脉弦滑。

2. 痰阻血瘀，湿郁化热证：胁肋胀痛，纳呆恶心，口干口苦，厌食油腻，腹胀，舌苔黄腻，脉弦滑。

3. 湿郁血瘀，肝阴不足证：肝区不适，胁肋隐痛，口干咽燥，心中烦热，两目干涩，头晕目眩，舌质紫暗有瘀斑瘀点，舌苔腻，脉弦细数。

三、治疗方案

（一）辨证选择口服中药汤剂

1. 肝郁脾虚，痰湿阻滞证

[治法] 疏肝健脾，化湿活血。

[推荐方药] 柴胡、丹参、泽泻、海藻、生山楂、白术、苡仁。

2. 痰阻血瘀，湿郁化热证

[治法] 化痰活血，祛湿清热。

［**推荐方药**］丹参、泽泻、海藻、生山楂、白术、虎杖、茵陈。

3. 湿郁血瘀，肝阴不足证

［**治法**］祛湿化瘀，滋补肝阴。

［**推荐方药**］丹参、泽泻、海藻、生山楂、三七末（冲服）、枸杞、女贞子。

（二）选用中成药

可选用壳脂胶囊、强肝胶囊、水飞蓟素类等。

（三）运动、饮食疗法

1. 运动治疗方案

（1）运动种类：应以低强度、长时间的有氧运动为主，如慢跑、中快速步行（115～125 步/分）等。

（2）运动强度：运动时脉搏应维持在（170－年龄）次/分，最多不超过（200－年龄）次/分。或以运动后疲劳感于 10～20 分钟内消失为宜。

（3）运动持续时间：每次 20～60 分钟。

（4）运动实施时间：选择在下午或晚上。

（5）运动实施频率：每周 3～5 次。

运动治疗适用于体重超重的脂肪肝患者和营养过剩性脂肪肝病人。

脂肪肝的运动疗法是其综合治疗的重要方面，可根据患者的年龄、性别、病情、生活方式和习惯，以全身耐力为基础，制定个体化的运动处方。

2. 饮食疗法

（1）调脂茶：丹参、决明子、生山楂按 3∶2∶1 进行配伍，沸水冲泡 10 分钟后，频服，以茶代饮，疗程不超过 3 个月。

（2）食疗施膳：春季可选用陈皮麦芽决明子茶、麦麸山楂糕等；夏季可选用茵陈苍术茶等；秋季可选用陈皮枸杞粟米粥等；冬季可选用木耳大枣羹、人参黄精扁豆粥等。

（四）中医外治

根据病情选择针刺疗法、耳针、耳穴埋豆、经穴磁导疗法、穴位注射、生物信息红外肝病治疗仪治疗等。

四、疗效评价

（一）评价标准

参考国家食品药品监督管理总局制定的《中药新药临床指导原则》及中华医学会肝脏病学分会脂肪肝和酒精性肝病学会制定的《非酒精性脂肪肝病疗效指南》（2006 年 2 月）。

1. 中医证候疗效评定标准

基本痊愈：中医临床症状、体征消失或基本消失，证候积分减少大于等于 95%。

显效：中医临床症状、体征明显改善，证候积分减少大于等于 70%。

有效：中医临床症状、体征均有好转，证候积分减少大于等于 30%。

无效:中医临床症状、体征无明显改善,甚或加重,证候积分减少少于 30％。

2. 肝脾 CT 值疗效评价标准

临床控制:肝脏与脾脏的 CT 值之比大于 1。

显效:肝脏与脾脏的 CT 值之比恢复 2 个等级。

有效:肝脏与脾脏的 CT 值之比恢复 1 个等级。

无效:肝脏与脾脏的 CT 值之比无变化。

3. B 超疗效评价标准

临床控制:肝脏 B 超恢复正常。

显效:肝脏 B 超恢复 2 个等级。

有效:肝脏 B 超恢复 1 个等级。

无效:肝脏 B 超无变化。

4. ALT 疗效评价标准

临床控制:ALT 恢复正常,停药 3 个月后 ALT 无反跳。

显效:ALT 降低 80％,停药 3 个月后 ALT 反跳小于 50％。

有效:ALT 降低 50％,停药 3 个月后 ALT 反跳小于 80％。

无效:ALT 无变化。

(二) 评价方法

根据患者治疗前的临床症状和各项检查情况,选择相应的评价指标进行疗效评价。中医症状体征治疗前后的变化情况依据中医四诊资料分级量化表,实验室指标评价采用检测肝功能、血脂等指标变化的方法进行评价,影像学指标评价采用 CT 或 B 超检查肝脾前后变化情况的方法进行评价。

第七节

肝性脑病
中医诊疗方案

一、诊断

肝性脑病又称肝昏迷,是严重肝病引起的、以代谢紊乱为基础的中枢神经系统功能失调的综合病征,其主要临床表现是意识障碍、行为失常和昏迷。门体分流性脑病强调门静脉高压,门静脉与腔静脉间有侧支循环存在,从而使大量门静脉血绕过肝注流入体循环,这是肝性脑病发生的主要机理。亚临床或隐性肝性脑病指无明显临床表现和生化异常,仅能用精细的智力试验和(或)电生理检测才可作出肝性脑病的诊断。

引起肝性脑病的原发病有重症病毒性肝炎、重症中毒性肝炎、药物性肝病、妊期急性脂肪肝、各型肝硬化、门体静脉分流术后、原发性肝癌等,而以肝硬化患者发生肝性病最多见,占 70%。诱发肝性脑病的因素很多,如上消化道出血、高蛋白饮食、大量排钾利尿、放腹水,使用安眠、镇静、麻醉药,便秘,尿毒症,感染或手术创伤等。

二、证候分型

1. 湿浊蒙蔽，清窍不利

症见腹满，面色苍白，泛恶多，精神呆滞，表情淡漠，言语不清，神智昏蒙，渐睡，舌苔厚，脉象细。此型多见于慢性肝性脑病。

2. 湿热蕴蒸，上扰神明

症见身目俱黄，色泽鲜明，发热口渴，心中懊侬，恶心欲吐，小便短少而色黄，大便秘结，精神紧张、焦虑或抑郁，神志恍惚，舌苔黄，脉象弦数。

3. 热毒炽盛，内陷心包

症见壮热烦躁，口鼻干燥，汗臭，谵语甚则狂妄，大便秘结，小便短赤，舌苔黄燥，舌苔干而红，脉洪数有力。

4. 阴虚阳亢，肝风内动

症见躁动不安，循衣摸床，狂言乱语，汗臭，两手震颤或抽搐，舌干唇燥，脉象弦细。

5. 阴阳两竭，昏迷不醒

症见昏迷不醒，两手抖动，渐见气息低微，汗出肢冷尿少便溏，舌质淡，脉细微或数。

＊＊ 肝昏迷的抢救 ＊＊

中医抢救肝昏迷，应分虚实。实证是由于邪毒攻心，致神明无主；虚证是由正虚邪陷，致阴阳气血衰脱，精神竭绝而神明不用。治宜全面权衡,区分标本缓急,邪急者先治标,邪势退者图其本,重用扶正固脱之剂;正虚邪恋,虚实夹杂者,必兼而治之。

三、治疗方案

(一)辨证选择口服中药汤剂

1. 湿浊蒙蔽,清窍不利

[治法] 化湿避浊,醒神开窍。

[推荐方药] 浦郁金汤加减。石菖蒲 12 g,白茯苓 12 g,猪苓 12 g,郁金 10 g,胆南星 10 g,半夏 10 g,泽泻 10 g,竹沥 10 g,薏苡仁 15 g,炙远志 6 g,陈皮 6 g,沉香粉 1 g(冲服)。湿重者,加苍术 9 g,厚朴 6 g;腹满尿少者,用琥珀 1 g,共研细末冲服;已昏迷者,加苏合香丸每次一粒,一日 2 次,不能口服者可鼻饲给药。

2. 湿热蕴蒸,上扰神明

[治法] 清热利湿,醒脑开窍。

[推荐方药] 茵陈蒿汤加减。茵陈 30 g,赤芍 30 g,栀子 10 g,大黄 10 g,竹茹 15 g,白茯苓 15 g,元参 15 g,滑石 12 g,泽泻 12 g,车前子 12 g。口渴者,加芦根 20 g 生津。

3. 热毒炽盛,内陷心包

[治法] 清热解毒,凉血救阴。

[推荐方药] 犀角散加减。广犀角(挫末冲服)1 g,黄连 6 g,生石膏(打碎先煎)30 g,金钱草 30 g,淡竹叶 10 g,黄芩 10 g,栀子 10 g,生地 12 g,知母 12 g,牡丹皮 12 g;同时化服安宫牛黄丸 1 粒。大便不通,脉实有力者,加大黄 9 g(后下),元明粉(冲)

12 g;小便不利者,加车前子 30 g;伤津口渴者加元参、麦冬、石斛各 12 g;肝风内动、四肢抽搐者,加羚羊角粉 1 g(吞服),钩藤 12 g,石决明 30 g(先煎),炙全蝎 3 g(研细);吐血、衄血者,加三七粉3 g,白茅根 15 g,地榆炭 12 g。

4. 阴虚阳亢,肝风内动

[**治法**] 养阴平肝,熄风醒神。

[**推荐方药**] 羚羊角汤加减。羚羊角粉 1 g(吞),夏枯草 15 g,白芍 15 g,炙龟板(先煎)15 g,熟地 30 g,生地 12 g,牡丹皮 12 g,钩藤 12 g,煅石决明(先煎)30 g,生石膏(打碎,先煎)30 g,菊花12 g,山萸肉 12 g,紫雪丹 3 g(分三次服)。腹部胀大,小便不利者,加泽泻 15 g;昏迷不醒者,加至宝丹 1 粒,化开鼻饲给药。

5. 阴阳两竭,昏迷不醒

[**治法**] 益气回阳,养阴救脱。

[**推荐方药**] 参附牡蛎汤加减。红参 9 g(另煎,冲服),生黄芪 30 g,龙骨 30 g(先煎),煅牡蛎 30 g(先煎),熟附子 6 g,五味子6 g,麦冬 12 g,生地 12 g,熟地 12 g,石菖蒲 15 g,苏合丸 1 粒(化服)。阴津耗竭、舌干红者,加山萸肉 9 g,阿胶 15 g(烊化冲服)15 g,龟板 15 g(先煎);阳脱而四肢厥冷者,加干姜 3 g,肉桂 3 g(后下)。药汁均鼻饲送入。

第八节

肝肾综合征
中医诊疗方案

肝肾综合征（hepatorenal syndrome，HRS）又称功能性肾功能衰竭，是指在严重肝病基础上的功能性急性肾功能衰竭（functional acute renal failure，FARF），临床上病情呈进行性发展。

HRS 主要见于伴有腹水的晚期肝硬化或急性肝功能衰竭患者，临床表现为自发性少尿或无尿，氮质血症和血肌酐升高，稀释性低钠血症、低尿钠。临床上将其两种类型：Ⅰ型 HRS 为急进性肾功能不全，2 周内血肌酐升高超过 2 倍，达到或超过 2.5 mg/dl。其发生常有诱因，患者死亡常由肝肾联合衰竭或引起该综合征诱发因素引起。Ⅱ型 HRS 为稳定性或缓慢进展的肾功能损害，血肌酐在 1.5～2.5 mg/dl 之间，多为自发性，常发生于肝功能相对较好的肝硬化患者中，此类患者的主要问题是对利尿剂无反应的腹水。在Ⅱ型 HRS 中，肾功能衰竭并不快速进展，但这些患者的生存率明显低于肝硬化腹水患者。

肝癌合并肝肾综合征的临床表现主要有：肝脾大、肝区痛、黄疸、肝功能障碍及逐渐出现的氮质血症、少尿、低血钠、低血钾。临床可分为三期：（1）氮质血症前期：肝失代偿，血 BUN、Cr

正常或稍高,Na$^+$下降,进行性少尿,对利尿剂不敏感;(2)氮质血症期:血 BUN 显著升高,Cr 中度升高,Na$^+$进一步下降;(3)终末期:无尿,血压下降,甚至处于深昏迷状态。

一、诊断

国际腹水俱乐部于 2007 年发表新的 HRS 诊断标准如下:(1)肝硬化腹水;(2)血清肌 133 μmol/L;(3)停用利尿剂至少 2 天以上并经白扩容后血肌酐值没有改善;(4)排除休克;(5)目前或近期没有应用肾毒性药物;(6)排除肾实质性疾病:尿蛋白>500 mg/dl,尿红细胞>50 个/HP 和/或超声提示肾实质性改变。

二、证候分型

1. 肝郁气滞,水湿内阻:尿少尿闭,恶心呕吐,纳呆腹胀,腹有振水音,下肢或周身水肿,头痛烦躁,甚则抽搐昏迷,舌苔腻,脉实有力。

2. 脾肾阳虚,水湿泛滥:面色晦滞或惨白,畏寒肢冷,神倦便溏,腹胀如鼓,或伴肢体水肿,脘闷纳呆,恶心呕吐,小便短少,舌苔白而润,脉沉细或濡细。

3. 肝肾阴虚,湿热互结:腹大胀满,甚则青筋暴露,烦热口苦,渴而不欲饮,小便短少赤涩,大便稀薄而热臭,舌红,苔黄腻,脉弦数。

4. 浊毒壅滞,胃气上逆:纳呆腹满,恶心呕吐,大便秘结或溏,小便短涩,舌苔黄腻而垢浊或白厚腻,脉虚数。

5. 邪陷心肝,血热风动:头痛目眩,或神昏谵语,循衣摸床,唇舌手指震颤,甚则四肢抽搐痉挛,牙宣鼻衄,舌质红,苔薄,脉弦细而数。

三、治疗方案

(一)西医治疗

目前无有效治疗,在积极改善肝功能的前提下,可采取以下措施:

(1)使用多巴胺。多巴胺为选择性肾血管扩张药,小剂量多巴胺(每分钟1.0 μg/kg)虽可兴奋肾小球多巴胺受体,扩张肾动脉,使肾血流量和尿量增加。但不主张单用多巴胺治疗 HRS,而且长时间使用多巴胺会增加分解代谢,在使用该药 12 小时内未见明显疗效者应考虑停药。

(2)严格控制输液量,量出为入,纠正水、电解质和酸碱失衡。

(3)静脉滴注右旋糖酐、白蛋白、高渗盐水或浓缩腹水回输,以提循环血容量,改善肾血流,在扩充血容量的基础上应用利尿药。

(4)特利加压素联合白蛋白治疗,特利加压素用量为 0.5～2 ng/4 h,静脉注射,加白蛋白 60～80 g/d。

(5)在扩充血容量的基础上联合应用奥曲肽及一种口服的 α-肾上腺素能药物米多君有一定效果,然经验尚不多,有待进一步积累。

（6）透析疗法，主要适用于肝功能有可能恢复或等待肝移植的肝肾综合征病人，以纠正氮质血症、酸中毒、高钾血症等。

（7）外科手术，包括门腔或脾肾静脉吻合术、肝移植术及腹腔-颈静脉分流术、其中肝移植手术对晚期肝硬化尤其是肝肾综合征的最佳治疗，可提高患者的存活率，3 年生存率达 60%左右。

（二）中医治疗

肝硬化腹水并发肝肾综合征在中医学中属"臌胀"范畴，多由痛、黄疸、癥积等病证发展而来。病位在肝、脾、肾。病性为本虚标实，虚实夹杂，且脏气大虚为本、水聚血瘀气滞为标。臌胀发展至肾气大伤，真阴涸竭阶段，治疗切不可利水散满，泻实攻邪，而需大补肾阳，以启振脾阳；同时滋填肾精，以育阴化气，方可水祛满除，病情缓解。

1. 辨证选择口服中药汤剂

根据肝肾综合征本虚标实的病机，中医辨证治疗应以调肝、健脾、益肾、祛邪为法，或扶正为主，或祛邪为先，或虚实并治。临床上常分以下五型：

（1）肝郁气滞，水湿内阻

[治法] 疏肝解郁，健脾利湿。

[推荐方药] 柴胡疏肝散合胃苓汤加减。柴胡、白方、川芎、制香附、苍白术、厚朴、茯苓、泽泻、砂仁、车前子。

（2）脾肾阳虚，水湿泛滥

[**治法**] 健脾温肾，化气行水。

[**推荐方药**] 附子理中汤合五苓散加减。附子、党参、白术、干姜、肉桂、泽泻、茯苓、车前子、大腹皮。若呕吐甚者，加半夏、吴萸以温胃止呕。

（3）肝肾阴虚，湿热互结

[**治法**] 滋养肝肾，清热祛湿。

[**推荐方药**] 一贯煎合茵陈蒿汤加减。北沙参、麦冬、生地、枸杞、泽泻、猪苓、茯苓、茵陈、生大黄、栀子、滑石。若舌绛、少津，加玄参、石斛以清热生津；齿、鼻衄血，加仙鹤草、鲜茅根以凉血止血。

（4）浊毒壅滞，胃气上逆

[**治法**] 扶正降浊，和胃止呕。

[**推荐方药**] 黄连温胆汤合温脾汤加减。人参、附子、生大黄、黄连、姜半夏、生姜、茯苓、竹茹。若浊毒壅滞，便溏，苔白厚腻，呕吐清水，上方生大黄改为制大黄，去黄连，加肉桂、吴萸以增温中止呕之功。

（5）邪陷心肝，血热风动

[**治法**] 凉血清热，熄风止痉。

[**推荐方药**] 犀角地黄汤合羚羊钩藤汤加减。水牛角、生地、丹皮、钩藤、菊花、赤白芍、竹茹、茯神、甘草、羚羊角、地龙。若见大量吐血、便血，须配合输血、输液及其他止血方法抢救；气随血脱汗出肢冷，脉欲绝者，急用独参汤以扶元救脱；病至肝肾

阴竭,肝风内动,见口臭、神昏、抽搐者,合用紫雪丹或安宫牛黄丸以镇痉熄风,平肝开窍。

2. 中药保留灌肠治疗

大黄 150 g、厚朴 24 g、枳实 24 g、丹参 30 g、蒲公英 30 g,水煎保留灌肠 30 min 左右。病情加重者 100～150 ml 灌肠,每日 2 次;病情严重者可每日一次。20 天为一个疗程。

3. 对危重证者,中药、针灸配合治疗

(1)症状危重属阳微水泛者,宜峻补真阳、疏启脾运,予加减启峻汤。处方:制附子 9 g,肉桂 6 g,黄芪 30 g,党参 24 g,仙灵脾 15 g,肉苁蓉 15 g,熟地 30 g,山萸肉 12 g,山药 18 g,茯苓 24 g,车前子 30 g(包),陈皮 9 g,生麦芽 30 g,砂仁 6 g(后下)。日 1 剂,水煎口服或鼻饲。

针灸取穴:肾俞、脾俞、三焦俞、阴陵泉、水分、足三里、气海(加灸),手法为补,每日 2 次,每次各留针 15～20 分钟。

(2)症状危重属阴亏湿聚者,宜填补真阴、化气利水,予加减左归丸(汤)。处方:熟地 20 g,山萸肉 12 g,山药 18 g,首乌 24 g,龟板 30 g(先煎),肉苁蓉 15 g,楮实子 30 g,泽兰 30 g,陈皮 9 g,生麦芽 30 g,砂仁 6 g(后下)。日 1 剂,水煎口服或鼻饲。

针刺取穴:肾俞、肝俞、三焦俞、足三里、水分、气海,手法为补,每日 2 次,每次各留针 15～20 分钟。

第九节

上消化道出血
中医诊疗方案

上消化道出血是指 Treitz 韧带以上的消化道,包括食管、胃、十二指肠或胆、胰疾病导致的出血,也包括空肠吻合术后的空肠上段病变引起的出血,可分为非静脉曲张性出血和静脉曲张性出血。如果在短期内失血量超过 1 000 ml 或超过循环血量的 20%,称为上消化道大出血。

一、诊断标准

1. 临床表现:呕血或黑便是上消化道出血的主要临床表现,但须与呼吸道出血,口、鼻、咽喉部出血,食物引起的粪便变黑和隐血试验阳性,下消化道出血等相鉴别。

2. 出血量的估计:成人每日消化道出血达 5～10 ml,粪便隐血试验出现阳性;每日出血量 50～100 ml 可以出现黑便,胃内积血量在 250～300 ml,可引起呕血。

一次出血量不超过 400 ml 时,一般不引起全身症状;出血量超过 400～500 ml,可以出现全身症状,如头昏、心悸、乏力等。短期内出血量超过 1 000 ml,可以出现周围循环衰竭的表现。出血量的估计最有价值的是血容量减少所致的周围循环衰竭的临床表现,应对患者血压和心率动态观察,结合患者接受的输血量对血压和心率恢复与稳定的效果加以判断。

3. 出血是否停止的判断:临床上出现下列情况应考虑继续出血或再出血:①反复呕血,或黑便次数增多,粪质稀薄,甚至呕血转为鲜红色,黑便变成血便,伴有肠鸣音亢进;②周围循环衰竭,虽经补液、输血而未见明显改善,或虽然暂时好转而又恶化,经快速补液输血,中心静脉压仍有波动,或稍稳定又再下降;③血红蛋白、红细胞计数与血细胞比容继续下降,网织红细胞计数持续增高;④在补液与尿量足够的情况下,血尿素氮持续或再次增高;⑤腔镜可视范围内活动性出血是否停止。

4. 出血病因的诊断:根据过去病史、症状与体征可为出血病因提供重要线索,但确诊出血的原因与部位需要靠各项检查,如实验室检查、胃镜检查、X线钡餐检查、选择性动脉造影、放射性核素标志红细胞扫描等。

二、证候分型

1. 胃热内盛证:症见胃脘胀满,甚或作痛,胃脘部灼热感,吐血色红或紫黯。口干口臭,渴喜饮冷,大便色黑如柏油,舌红,苔黄或黄糙,脉滑数。

2. 肝火犯胃证:症见头痛目赤,心烦易怒,胁痛,脘胀,吐血色红或紫黯。多梦少寐,口干口苦,大便色黑,舌红或红绛,苔黄,脉弦数。

3. 脾不摄血证:症见面色苍白无华,唇甲色淡,吐血缠绵不断,血色黯淡,神疲乏力,头晕目眩,动则心悸,大便色黑,时止时发,舌淡,苔白,脉细弱。

三、治疗方案

1. 治疗原则:抗休克、积极补充血容量;有效止血,防治并发症。

2. 中医辨证论治

(1)急性发病

对发病突然,出血量大,或伴有休克者,急则治其标,予独参汤以益气固脱;或当归补血汤以益气养血;或参附汤或参附注射液以回阳固脱。

(2)标本兼治,辨证选择口服中药汤剂

①胃热内盛证

[治法] 清泻胃火,凉血止血。

[方药] 泻心汤加减。生大黄 10 g,黄芩 10 g,黄连 6 g,焦栀子 10 g,丹皮 12 g,仙鹤草 30 g,侧柏叶 15 g。

加减:胃气上逆者,加代赭石 20 g、旋复花 15 g、竹茹 10 g,和胃降逆;热伤胃阴者,加麦冬 15 g、石斛 15 g、天花粉 10 g,养胃生津。

②肝火犯胃证

[治法] 清肝泻火,降逆止血。

[方药] 龙胆泻肝汤加减。龙胆草 10 g,焦山栀 10 g,黄芩 10 g,当归 5 g,丹皮 12 g,生地黄 18 g,藕节炭 15 g,生白芍 15 g,

生大黄粉 6 g。

加减:热盛者,可加白茅根 15 g、藕节 10 g、旱莲草 15 g、茜草 10 g,凉血止血;胁痛者,加郁金 10 g、香附 10 g,理气活络定痛。

③脾不摄血证

[**治法**] 调补脾胃,益气摄血。

[**方药**] 归脾汤加减。党参 20 g,黄芪 15 g,白术 12 g,茯苓 12 g,当归 12 g,酸枣仁 12 g,龙眼肉 15 g,木香 6 g,藕节炭 15 g,三七 5 g,白及 12 g,炙甘草 6 g,生姜 3 片,大枣 5 枚。

加减:可加槐花 15 g、地榆 10 g、仙鹤草 10 g,增强止血的功效。

3. 中医外治

(1)针灸

呕血:足三里、内关、内庭、间使、公孙。

黑便:足三里、三阴、交气、照海、关元、中脘、阳陵泉。

伴有休克:人中、少商、合谷、涌泉、百会等。

(2)穴位注射

选用维生素 K_1 或安络血注射足三里。

4. 西医治疗

一般急救处理措施:卧床休息,禁食,保持呼吸道通畅、吸氧、镇静,监测生命体征等。

积极补充血容量,迅速稳定患者的生命体征。输液选用生理盐水、林格氏液、左旋糖酐;输其他血浆代用品或输血,肝硬化患者宜用新鲜血液。

＊＊ 上消化道大出血的止血措施 ＊＊

①血管加压素及其类似药物:血管加压素能收缩内脏动脉血管,减少门脉血流,降低和曲张静脉压力,收缩食管平滑肌,降低食管-胃反流,增加下食管括约肌的张力,压迫黏膜下血管。起始剂量0.2～0.4 U/分钟,出血控制后以0.1 U/分钟再持续滴注3～5天。副作用为心肌缺血、腹痛、腹泻等。硝酸甘油可以扩张门脉血管,逆转血管加压素所引起的门脉阻力增加。两药合用有协同降门脉压力的作用,可以减少难以控制的出血,也能减少血管加压素致全身血管收缩引起的不良反应。

②生长抑素及其衍生物:此类药物选择性直接收缩血管平滑肌,抵制胰高血糖素、血管活性肽等扩血管物质的分泌与释放,间接阻断内脏血管扩张,减少门脉血流量,增加下食管括约肌压力,使食管下段静脉丛收缩,曲张静脉血流量下降,减少肝功能血流量,降低肝内血管阻力,抑制胃酸分泌,减少胃酸反流,从而降低早期再出血的危险。施他宁为天然的生长抑素十四肽,半衰期为2～3分钟,首剂250 μg静脉推注,再以250 μg/小时持续静脉滴注,出血停止后再持续静脉给药3～5天。由于半衰期短,每次停顿给药后均应给予一次冲击量。奥脉为人工合成的八肽生长抑素类似物,半衰期为90～120分钟,首剂100～200 μg静脉推注,继以25～50 μg/小时静脉滴注,出血停止后持续静脉给药3～5天。

③三腔二囊管压迫止血:这是传统而又有效的止血方法,控制急性出血率达90%,通常只需要胃囊充气压迫,持续时间不宜超过24小时。

第十节

常见**胆道疾病**中医诊疗方案

一、急性胆囊炎与胆石症

（一）急性胆囊炎

急性胆囊炎为外科急腹症中常见病。女性发病多于男性，多发生于 40 岁以上的肥胖妇女。中医学对于本病的记载，分散于"胆心痛""胁痛""肝气痛""黄疸"等病证中。

本病多因饮食不节，寒暖失常，情志不畅，外邪内侵而诱发。肝喜条达，胆为中精之腑，主疏泄。若肝胆气郁，则肝失条达、胆失泄，故见胁痛。日久化热，湿热蕴结，发为黄疸。胆热煎熬胆汁，日久则可生砂石。若湿热炽盛，气血两燔，灼伤津液，甚则发生正虚邪陷的危候。

【辨证施治】

1. 气滞型

［**主症**］右胁绞痛或窜痛，常有口苦、咽干、食欲不振，舌苔薄白，脉弦。一般无寒热或黄疸。

此型在病理上多属于胆绞痛或单纯性胆囊炎。

［**治法**］疏肝理气，清热止痛。

［**方药**］茵陈 50 g，金钱草 50 g，半夏 9 g，枳壳 9 g，柴胡 9 g，

黄芩 9 g,元胡 9 g,木香 12 g,白芍 15 g,生军 9 g(后下),郁金 9 g。

[按语] 本阶段以肝郁气滞为主,兼见肝胆湿热,故治以疏肝理气为主、清热为辅。方中柴胡、半夏、枳壳、郁金、元胡、木香疏肝理气,散结止痛;黄芩、生军泄热,茵陈、金钱草清利肝胆湿热,白芍柔肝缓急。

2. 湿热型

[主症] 胁痛多为持续性胀痛,偶有阵发性加剧,伴口苦、咽干,不思饮食、畏寒发热,身目发黄,尿黄如浓茶,大便秘结,舌质红,苔黄腻,脉弦数,或弦滑。

此型在病理上多属于胆囊胰腺炎、胆总管结石或化脓性胆囊炎。

[治法] 清热利湿,疏肝理气。

[方药] 柴胡 9～15 g,黄芩 9 g,半夏 9 g,银花 50 g,木香 9 g,连翘 15 g,丹皮 6 g,赤芍 9 g,栀子 9 g,茵陈 50 g,生军 9 g(后下)。

[按语] 本阶段以湿热为主,治以茵陈蒿汤清热利湿。方中茵陈、栀子、生军清热利湿退黄,银花、连翘、丹皮、赤芍凉血解毒,佐以柴胡、木香疏肝理气,黄芩、半夏清热和胃。高热者,可加生石膏;食欲不振、苔腻者,加藿香、佩兰。

3. 实火型

[主症] 右胁持续性胀痛,口苦、咽干、寒热往来,腹胀而满,舌红或绛,苔黄或有芒刺,脉弦滑或洪数。

此型在病理上多属于急性化脓性胆囊炎或胆囊穿孔。

［治法］泻肝胆火,利湿通下。

［方药］柴胡 15 g,黄芩 15 g,半夏 9 g,茵陈 50 g,栀子 9 g,龙胆草 9 g,木香 9 g,丹皮 9 g,芒硝 9 g(冲服),赤芍 9 g,生军 9～15 g(后下),生石膏 50 g。

［按语］本阶段以肝胆实火为主,治以泻肝胆实火,清热利湿。方中龙胆草、栀子、黄芩清肝胆实火,芒硝、生军通里攻下泻实火,生石膏清热,丹皮、赤芍凉血活血,柴胡、木香疏肝理气,茵陈清热利湿,半夏和胃消痞。

归纳起来,上述治疗方药中有五味是基本药物,即柴胡、黄芩、半夏、木香、生军,根据证型不同而加减其他药物。在实际应用中还可以根据病人的具体情况辨证加减(热重者:加板蓝根、银花、连翘;便秘者:加芒硝、厚朴,重用大黄;疼痛重者:加川楝子、元胡、香附、郁金;呕吐者:加陈皮、竹茹;食欲不振者:加藿香、佩兰、焦三仙;血瘀者:加桃仁、红花、归尾、赤芍)。

(二) 胆石症

胆石症与胆囊炎经常合并存在,在症状上与治疗上亦有类似之处,除按上述方法辨证施治外,在湿热消退后或在清湿热过程中,应加强排石。经临床观察,中药排石对于较小的结石成泥砂样结石疗效较好,一般认为适用于:①胆总管结石,直径小于1 cm 者;②肝胆管泥砂样结石;③手术后胆道残存结石。

［治法］清热利湿,行气止痛,利胆排石。

［方药］胆道排石汤。金钱草 50 g,茵陈 50 g,元胡 9 g,枳实

9 g,木香 9 g,生军 6～9 g,栀子 9 g,黄芩 9 g,芒硝 6 g(冲服),郁金 9 g。

[**按语**] 方中茵陈、栀子、黄芩、金钱草清热利湿,枳壳、木香、元胡、郁金行气止痛,生军、芒硝清热通下排石。服药方法可根据病人的体质和病情轻重缓急而定,一般每日 1 剂,分 2 次口服,体壮证实者可日服 2 剂。用药后疼痛加剧及稀便为药物作用,前者可能是排石征象,此时应注意观察是否排石。若长期服药对食欲有影响时,可间断服药。

门诊投药或缓慢排石时,可于发作期后,将上述排石汤方配制成丸药长期服用;或服用利胆丸,利胆丸组成:茵陈 15 g,龙胆草、郁金、木香、枳壳各 9 g,共研细末加鲜猪胆汁(或牛胆汁、羊胆汁)500 g。先将胆汁从 500 g 浓缩到 250 g,拌入药面,并加适量的蜂蜜,做成丸药,每丸 9 g,早晚各 1 丸。

一般以一个月为一个疗程,停药一周后再进行第二个疗程。

二、慢性胆囊炎

[**治法**] 疏肝解郁,清热解毒。

[**方药**] 柴胡二金汤:柴胡 9 g,炒枳壳 10 g,陈皮、延胡索、川楝子各 12 g,白芍、赤芍、佛手、郁金、虎杖各 15 g,金钱草 20 g,甘草 3 g。

加减:合并黄疸者,加茵陈、栀子;伴胆结石者,加鸡内金;腹胀者,加厚朴;发呕者,加法半夏;胃酸多者,加乌贼骨;胃酸少者,加乌梅;食欲不振者,加佩兰、焦三仙;久病者,加当归、生地黄。

[按语]胆囊炎多属肝胆郁结、气机不畅所致,由于肝喜条达,胆宜疏泄,降则为顺,通则不痛,故临床治疗多以疏肝利胆、理气解郁为主,佐以清热解毒、攻里通下之法。方中柴胡、枳壳、佛手、延胡索、郁金疏肝理气,开郁止痛(据药理研究证实,郁金可松弛奥狄氏括约肌;佛手可缓解平滑肌痉挛;陈皮健脾和胃,其中含有右旋柠檬烯,有溶解结石之功);金钱草、虎杖清热解毒利胆;白芍柔肝止痛;赤芍理气活血;川楝子理气止痛,与延胡索合用相得益彰;甘草调和诸药。诸药配伍,刚柔相济,共奏疏肝利胆、消炎止痛、健脾和胃之效。由于本病久则伤阴,疏肝药中宜配伍当归、生地黄顾护阴血之品,以制约理气药物之燥性。总之,治胆勿忘肝胃,通利兼顾阴血,方能使补而不泄、利而不伤,达到预期之目的。

三、胆囊息肉

[治法]疏肝通络,软坚散结。

[方药]乌僵薏四汤。乌梅、僵蚕、白芥子、枳壳各 10 g,薏苡仁 30 g,白芍、连翘各 15 g,三棱、柴胡、法半夏各 9 g,甘草 6 g。

加减:肝郁重者,加青皮、香附;腹胀者,加厚朴;便秘者,加大黄;以瘀为主者,加丹参、桃仁。

[按语]胆囊息肉,中医属于"胁痛"范畴,其病机多为郁、痰、瘀。肝气郁结,气机不畅,浊邪易于停聚,结而为痰,痰浊阻滞日久为瘀,三者紧密联系,互为因果。方中柴胡疏肝解郁、疏

通肝络；白芍、甘草即芍药甘草汤，柔肝缓急止痛；枳壳行气化滞；薏苡仁具有化痰软坚作用，可治疗多发性息肉；僵蚕、白芥子、连翘、法半夏善于化痰散结；三棱为血中气药，有活血化瘀之效。全方组方合理，疗效满意。另，临床上如果胆囊息肉超过1 cm，还是以外科手术摘除为妥。

四、胆囊术后综合征

[**治法**] 疏肝化瘀，通络止痛。

[**方药**] 疏利通瘀汤。醋柴胡6 g，青皮6 g，陈皮6 g；赤芍、白芍、枳壳、仙鹤草、海金沙（包）、石见穿各15 g；郁金、枳实、鸡内金、王不留行各10 g；金钱草30 g，制大黄5 g（或生大黄6 g）。加减：出现黄疸者，加茵陈15 g，泽泻、碧玉散（包）各10 g；右上腹胀痛者，加延胡索、川楝子、九香虫各10 g；恶心纳差者，加姜半夏10 g，谷芽、麦芽各15 g；热甚口苦者，加青蒿、黄芩各10 g；谷丙转氨酶升高者，加垂盆草30 g，蒲公英15 g。

[**按语**] 胆囊术后综合征属中医"胁痛"范畴。胆囊术后综合征患者胆囊或胆石虽已摘除，即标象虽去，但根源未断。此类患者胆汁黏度并未改变，而胆石形成与胆汁黏度有关，故用疏利通瘀汤治之。方中柴胡、郁金、枳实、枳壳、青皮、陈皮、金钱草等均可疏利肝胆，其中陈皮之提取物橘子油具有强大的溶解胆固醇结石的能力；郁金为血中之气药，能调整胆内类脂质代谢，降低胆固醇，且可松弛奥狄氏括约肌；枳壳为疏肝利胆排石之要药，能增加肝细胞分泌胆汁作用，促进肠道排空，间接有利括约

肌开放引流胆汁。鸡内金化石磨坚、消积导滞；大黄清热解毒、通下化瘀、攻积导滞，配合赤芍、白芍、石见穿、王不留行、仙鹤草等化瘀通络以助解决胆汁黏稠度等问题。全方合用，疏肝利胆、化瘀通络而达到治疗目的。

五、妊娠胆汁郁积症

[治法] 清热利胆退黄。

[方药] 清热凉血利胆汤。茵陈 30 g，黄芩、黑栀子、虎杖、赤芍、郁金、丹参、茯苓各 10 g，薏苡仁 15 g，陈皮 6 g。加减：脾虚便溏、纳呆者，酌加党参 20 g，炒谷芽、焦山楂、炒白术各 10 g；便秘者，加竹茹、贝母各 10 g；腰酸者，加续断、桑寄生各 15 g；寐差者，加远志 6 g，合欢皮、夜交藤各 15 g。

[按语] 从本病轻则皮肤瘙痒，甚者面目黄染这一病变演变过程，结合多数患者伴有不同程度的疲乏无力，脘腹痞闷，呕恶厌食，口黏尿赤，舌苔黄腻等症状，可认为该病病位在肝脾，病机为脾胃虚弱、湿热蕴蒸、肝胆气郁。脾虚为本，湿热为标。这类患者往往素体脾虚，待腹内胎体渐长，气机被阻，运化失常，遂致湿阻中焦，而妊娠期又有阴气偏虚、阳气偏盛之特点，故湿多从热化；湿热内蕴，熏蒸肝胆，胆汁郁积，侵入血分，行于体表，则见皮肤瘙痒、面目肌肤发黄。因而其治法为清热凉血利胆，健脾和胃。方中，茵陈、黄芩、黑栀子清热化湿退黄，赤芍、虎杖、郁金、丹参凉血活血利胆，茯苓、薏苡仁、陈皮健脾化湿和胃。诸药合用，标本同治，共奏清热凉血、利胆退黄、健脾和胃之功。此方并

有明显的降低血胆酸的作用,提示本方能控制妊娠胆汁郁积症的发展,对围产期保健具有重要的临床意义。但是应用此方时必须考虑到赤芍、丹参、虎杖等均有活血作用,当湿热征象缓解时,应改用健脾化湿、和胃安胎之品以巩固治疗,或者间断服药,以免对胎儿带来不良影响。

六、胆道蛔虫症

[**治法**] 利胆通腑,安蛔止呕。

[**方药**] 大黄乌梅汤。乌梅 15 g,川楝子 3 g,黄连 4.5 g,槟榔、木香、川楝子、使君子、榧子各 9 g,厚朴 6 g,生姜 3 片,大黄 6~10 g。

[**按语**] 现代实验研究表明,乌梅丸能使蛔虫麻痹,增加胆汁分泌,松弛胆道口括约肌,使蛔虫退回十二指肠。但急症不容缓治,乃改丸剂为汤剂,目的在于迅速控制绞痛,以稳定病情。"湿热生虫"古有明训,于是以乌梅丸方为基础,减去附子、干姜、细辛之辛热,当归、人参之温补,加入槟榔、川楝子、使君子、榧子,强化驱虫药力,厚朴、生姜、木香降逆和胃止呕。大黄是关键药物,功能通腑泄浊、活血通瘀、清热解毒,能抗病毒、抗菌、促进胆汁分泌和排泄。全方用后,陈腐去而肠胃洁,邪去正安,气机调和,疾病向愈。

第三章

江苏省名中医邹逸天学术思想及传承

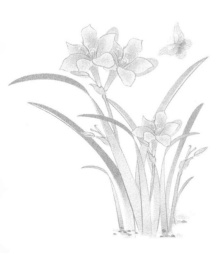

江苏省名中医邹逸天学术思想概要

江苏省名中医邹逸天邹老,穷其一生,诊病无数,病种涉及内、外、妇、儿各科,而诊治最有心得者,为肝胆病,此既与家传有关,更是应本地区患者疾病所需。

水韵江南,稻田水网纵横,更有夏季黄梅天淫雨绵绵,冬季阴寒湿冷,自古湿毒即盛。江阴居民世代勤劳,致积劳成疾者众,尤以臌胀、虚劳、黄疸等肝胆病为多(即病毒性肝炎、血吸虫性肝病、酒精性肝病、胆石症、肝硬化腹水、肝癌),对这些常见疾病的诊治也因此造就了邹氏一门肝胆疾病治疗医学世家。

乃祖父邹仲良随先人行医、诊病、采药、配方,数十年临证,逐渐掌握特别良药验方,"虚黄补力丸"为其代表,用于当时的常见病"脱力黄病",因疗效理想而广为流传,在当地享有"治黄神医"之美誉。乃父邹初元子承父业,在其父悉心指导下,不仅继承精湛医术,更在其基础上发扬光大,他根据臌胀、黄疸诸证发病之不同时节、不同病期、不同病理,在"虚黄补力丸"基础上又独创了"胆黄散"和"化痞膏",更得心应手地用于各类肝胆病患者。邹逸天为1936年生人,自小受家庭中医氛围影响颇深,带着祖上传下的"邹氏三宝"踏上了悬壶济世之道。

邹老自幼受中医家庭熏陶,早期主要是其父口耳相传,临证悉心指导,但后考虑天外有天,家传之局限性不能深入研究和提高,更难以准确诊治千变万化之疾病,故于成年后投奔常州孟河医派名医奚仲英、沪上名医刘显康,向他们学习内科杂病。数年拜师学艺期间,邹老不耻下问,同时苦读《内经》《伤寒杂病论》《金匮要略》《温病条辨》等中医经典和本地名医之名著,如《柳选四家医案》《柳宝诒医案》等。在其后的临床生涯中,邹老将家传验方、拜名医读名著所学融会贯通,再结合自己临证的心得体会,不断总结、改进、完善,尤其是近 40 年来,邹老致力专攻肝胆病。

邹老认为,尽管肝胆病的发病不外乎病毒感染、血吸虫病、酒精性损害等等所致,但因江阴地区临长江、面太湖,黄梅季节淫雨连绵,冬季则阴寒湿冷,这样的地理及气候特点,加之此地居民世代勤劳耕作,生活节俭,小病常拖成大病,故本地肝胆病的发生和发展有显著的特点,人与人之间发病表现亦各不相同,必须因时、因地、因人而施治;但同时又万变不离其宗,研究肝胆病发生发展的共同规律非常重要。经长期不计其数的临诊,邹老总结得出,绝大多数肝胆病的发生机理,或是湿热内蕴、或是肝脾失调、或是气滞血瘀,病至肝肾亏虚,故清利湿热、疏肝理气、扶正祛邪、活血化瘀、健脾养阴是治疗的基础大法,再根据湿、痰、虚、瘀先后及程度或夹杂不同而加减用药,故方中多有茵陈、黄芩、虎杖、垂盆草、茯苓、白术、青陈皮、泽苓泻,丹参皮、山楂等基础药,病至中晚期者,患者多有面色灰暗、臌胀及龈血等,则加大腹皮、三七、三棱、莪术等。

邹老对重症、亚重症肝病的研究颇深,认为湿热毒邪、深入营血,致痰湿壅瘀、煎熬熏蒸、瘀热搏结,血瘀又可酝酿化热,血热愈炽,则瘀热郁于血分,脏腑受损严重,而至黄疸迅速加深且持续难退,症见目肤发黄,小便不利、色如酱油,有气无力,至此者死亡率极高。邹老常用凉血化瘀药治之,以茵陈蒿汤加减。茵陈蒿汤是谓清肝化瘀方,方中重用赤芍,配茵陈、大黄以清热凉血、解毒化瘀,其为君药;赤芍能"行血破瘀血,散血块,以散血热";大黄为"足太阳、手足阳明、手足厥阴五经血分药",能泻热毒、破积滞、行瘀血,"通利结毒","血分之结热,唯兹可以逐之";茵陈"除湿散热结","治通身发黄,小便不利"。生地、山栀共为臣药,加强君药之凉血散瘀止血功能。生地清热凉血生津,"能消瘀血,凉血补血有功",现代实验表明该药可降低血液黏稠度,改善微循环;山栀清热泻火凉血,与茵陈配合则作用更为明显。《本草思辨录》谓其"苦寒涤热,而所涤为瘀郁之热。黄疸之热,热在表,其本在胃,栀子入胃涤热下行,更以走表利便之茵陈辅之,则瘀清热解黄退而愈"。丹皮加强凉血解毒,是为佐药。丹皮入肝经,清热凉血,和血消瘀。《滇南本草》谓其"破血行血,消癥瘕之疾、除血分之热",《本草经疏》则称其"味苦而微辛,辛以散结聚,苦寒除血热,入血分,凉血热之要药"。茵陈蒿汤全方的组成特点是:凉血而不凉遏,活血而不破血,解毒不伤正,止血不留瘀,具有清热、凉血、解毒、散瘀、止血、利胆、保肝、养阴等多方面作用,体现了凉血化瘀解毒的基本大法。

邹老常灵活运用凉血化瘀,体现一个"变"字,随证而变,凉血化瘀与其他治疗方药配合运用:

1. 与清热利湿法配合应用 "黄家所得,从湿得之。"湿热疫毒作为疾病的始动因素,贯穿于重型肝炎疾病过程的始终,配合运用清热利湿法具有重要意义。湿热蕴结中焦,病人常表现为胸闷脘痞、口苦口黏、舌苔黄腻等。单用凉血化瘀解毒,湿热胶固难以尽祛;仅恃清化之法,则瘀热与湿相搏而结聚不散,故当凉血化瘀解毒与清热利湿合法并进,取《医学传灯》中茵陈四苓汤之意,加入茯苓、猪苓、车前子、虎杖、垂盆草、田基黄、鸡骨草、蒲公英、金钱草、土茯苓、败酱草等,使湿热之邪从下而泄。至于邪在气分流连,湿热交蒸时,重用清利,更有利于迅速退黄,顿挫病势,免其内陷心肝营血。

2. 与通腑导滞法配合应用 腑实壅结,既可阻滞气机、凝滞血行,又能留湿、留热,使邪无出路,加重病情,故腑实也是重型肝炎的病理环节之一,多数患者存在腹满胀痛、大便干结。邹老认为应在凉血化瘀解毒法中配合通腑泄下,攻逐有形之邪,荡涤肠腑实热,同时与清利之法配合,尚有分消之功。临床可取仲景三承气汤之意,重用大黄、桃仁、芒硝、厚朴、枳实之品。实践证明,通腑泄热具有荡涤热毒、祛湿退黄、减少肠道有毒物质的吸收、保肝护肝、防止邪毒内陷、扭转危急之功,在重型肝炎的治疗中具有重要意义。

3. 与利水逐水法配合应用 重型肝炎每易发生臌胀变证,因此须配合应用一些利水或逐水药物,同时利水又是祛湿退黄的又一重要途径。邹老主要是应用淡渗利湿方法，方用茵陈四苓汤加味，并配合应用宽中化湿理气药物，以助水行，如苍术、厚朴、青皮、大腹皮、砂仁、枳实、莱菔子等。若水湿潴留为臌，可酌用逐水缓急之剂，予己椒苈黄丸，酌配马鞭草、水红花籽、商陆根、甘遂等逐水药物。

4. 与熄风开窍法配合应用　重型肝炎之昏迷，乃瘀热毒邪内闭清窍，神机失灵，非单用"三宝"所能开。若能在凉血化瘀解毒的基础上，配合熄风开窍药物，如远志、天麻、菖蒲、郁金、连翘心、白蒺藜、僵蚕、胆南星等，自可更好地发挥其综合治疗效应。热毒深重，可选安宫牛黄丸或醒脑静注射液；神昏痉厥者以紫雪丹为佳；若兼秽浊之气蒙窍，可用至宝丹。

5. 与养阴益气法配合应用　重型肝炎病情重，瘀热火毒极易伤阴耗气，凉血剂中虽有养阴生津之品，但其力尚嫌不足，必须配合养阴生津、益气扶正之品。其中尤当注意养阴生津，一则火热阳邪最易伤阴，二则滋阴养血，津液得充，血液自畅，可获"养阴而化瘀"之效。方选《温病条辨》之增液汤，药用生地黄、玄参、麦冬、石斛等以甘寒清养为主。若兼气虚，加生脉饮益气养阴。但须注意养阴不可太腻，益气不可过壅，以免滞湿益热，反助病邪。后期或恢复期确属肝肾真阴衰竭、邪毒不显者，方可配入滋养填补之品，如鳖甲、龟板、五味子、山萸肉等。

纵观邹老治疗肝胆病，总是牢牢抓住"湿、热、瘀、虚"这一核心病机，故以清热、化瘀、祛邪、扶正养肝为主要治则，对重症者则以解毒、凉血、化瘀为基本治则，临证每每收到理想效果。

　　然而邹老并不满足于此,他观察发现患者长期服中药汤剂,首先是不便,难以坚持,同时不少患者因病而呕吐明显,服汤药后部分药液会被吐掉,即使没吐而勉强喝进去了也没有达到预期效果,中止治疗者不在少数。邹老通过大量病例研究发现,肝胆病者本就脾胃虚弱,肝气犯胃,消化吸收功能不良,其中部分比较严重者不能服中药,甚至口服药可能引起药物性胃炎和药物性肝损。那么,中医如何不服或少服中药而治疗肝胆病呢?邹老向先人求助,首先研究家传"化痞膏"的组方与临证应用,同时反复研读中医外治鼎盛期(明至清末)的多部名著,如明代外治代表作陈实功的《外科正宗》、明代李时珍的《本草纲目》等。《本草纲目》是一部内容丰富、影响甚远的医药学巨著,其中记载外治方法就有 80 余种,1 600 余首外治方药,同时记载了不少穴位敷药疗法,使用药物外治与经络腧穴相结合,提高了临床疗效。清代名医叶天士以治温病而著称,他在辨证用药同时,以熨、浴、嗅等外治法,打开了后世外治之法门。吴师机所著的《理瀹骈文》是清代成就最大、最具影响力的一部外治专著,取"医者理也,药者瀹也"之意,又因"骈体文"写成,故得此书名。书中强调外治法同样要贯彻中医之整体观和辨证施治原则,"外治必如内治者,先求其本,本者何? 明阴阳、识脏腑也……""虽治在外,无殊治在内也,所以与内治并行,而能补内治之不及者此也",故"外治之理,即内治之理,外治之药,亦即内治之药,所异者,法耳,医理药性无二,而法则神奇变幻。"

邹老循此苦苦思索,理论联系实际,反复研究、反复实践,于上世纪90年代初开启了肝胆病外治之路,基于"湿、热、瘀、虚"之多数核心病机和清肝化瘀、扶正养阴之基本治则,选用药物包括苦参、青蒿、黄芪、地鳖虫、狼毒、赤芍、乳香、菖蒲、薄荷脑等,制成外用膏,取名"护肝拔毒软膏",外治穴位则选日月、期门、章门等穴。

邹老长达40多年的肝胆病中医外治探索之路,大体经历了三个阶段:初期,将外治之主要用药研末制成散剂,以醋调敷于相关穴位贴敷治疗,虽收到了一些疗效,但由于散剂的透皮性能差,药物的有效成分不能完全为机体所利用,影响了药效的发挥,同时局部皮肤易产生过敏等不良反应,故而不能推广使用。

随后,邹老与南京中医药大学华海清、陈茵、俞晶华等专家联手合作,开始了与外治药相关的基础研究,并获得了江苏省中医药局立项资助(项目批号 HZ 07093),研究包括处方饮片来源及质量鉴定、药物有效成分提取提纯、稳定性研究、皮肤过敏刺激性试验、毒性试验等,并将护肝拔毒软膏由散剂改成巴布剂。经多年数千例的临床验证,观察了患者临床症状、肝功能改善、病毒标志物、不良反应等大量指标,证明了护肝拔毒软膏的优点:(1)使用方法简单方便,利用推广应用;(2)药物不经胃肠道吸收,避免了胃肠道药酶的破坏作用及肝脏的首过效应,提高了药物的生物利用度,更有利于药物发挥疗效;(3)用药量较口服剂量明显减少,可降低药物对人体的蓄积损害,提高对人体的安全性;(4)避免长期服药对胃肠道的刺激作用及可能引起的药物性胃炎;(5)除药物本身的作用外,穴位敷贴还可发挥经络独特的调节作用,有助于提高临床疗效。护肝拔毒软膏又经南京大厂医院、常州第三人民医院、扬中中医院等推广应用,都被证明其疗效稳定可靠,安全有效。

不仅满足于此,邹老紧接着带领其团队研发了"黄疸药浴液",用于重度黄疸病者行药浴疗法,选用谷精草、茵陈、石决明等中药,配成药浴浓缩液,使用时稀释于 42℃ 温水浴桶中,让患者在其中浸泡 30 分钟,对退黄、止皮肤瘙痒有意想不到的疗效。另研发"清肠排毒汤",用于热毒甚、大便干结、尿少赤、神志模糊、血氨高,有肝昏迷表现者,用黄芩、川柏、大黄、黄连等中药煎制成浓缩液,每次取 150 ml,配食醋 20 ml,经肛门保留高位灌肠,对通便、利尿、祛氨、醒脑有较好疗效。

总之,肝胆疾病无论是辨证施治汤剂治疗还是"护肝拔毒软膏""黄疸药浴液""清肠排毒汤"等中医外治系列治疗,均是基于肝胆病湿、热、瘀、虚之病因,行清热化瘀、扶正养肝之治则,这也是邹老一以贯之的学术思想——清化扶养为根本,内服外治为治法,具有"简、便、验、廉"之显著特点。

邹老诊病总是与时俱进,用发展的眼光不断改进肝胆病的治疗。近年来,在传统内服、外治基础上,邹老尝试用中药超声导入、红外线照射促进药物渗透的新疗法。他在临床实践中深切地体会到中医、西医治病各有优劣,只有相互参见、取长补短,才能更好地诊病治病。邹老又带领团队开展了中医外治联合恩替卡韦治疗慢性乙肝的临床研究,尝试用中医外治联合现代微创技术治疗肝癌,进一步丰富了中医治疗肝胆病之内涵,进一步形成"清化扶养、内病外治、中西结合"的学术思想和特色疗法。

第二节

邹逸天名中医工作室简介

2017年底,江苏省名老中医(药)专家邹逸天传承工作室批准成立。该工作室进一步传承省名老中医(药)专家邹逸天的学术思想、临床经验、临床技术,完善名中医邹老学术经验传承推广平台,探索名老中医经验传承和中医药人才培养的有效方法及培养模式。工作室为期三年,收取学员8人,建立包括名中医本人,中医临床、计算机软件及网络等多学科工作人员组成的团队,努力在传承弘扬中医文化、培养中医专科人才方面积极探索,建成一个培养中医药人才的传承工作室。

一、工作室的工作特色

总结研究省名老中医邹逸夫擅治的常见病、疑难病的诊疗经验和学术思想,形成系统的诊疗方案,并推广运用于临床。8位学员通过临床示范、观摩,全面深入整理,传承邹老学术思想及临床经验,建立资料室(阅览室),并将其思想及经验推广,培养高素质的中医药人才,推进中医药事业的传承与发展。

二、工作室建设要求

1. 继承和发扬名老中医邹逸天的中医学术思想,整理并总结邹老临床经验,弘扬中医特色。

2.学员每周门诊跟师学习不少于 1 次,名中医每 2 周教学查房 1 次,指导临床疑难病例的中医诊断及治疗,形成特色鲜明、疗效确切的优势病种,提高中医治疗水平。

3.系统整理邹逸天医案、查房记录、病例讨论、学术讲座等教学资料。

4.钻研中医经典理论,团队成员在邹老指导下学习中医经典著作及相关的古典医籍,深入挖掘和钻研古典文献精华。

5.定期进行学术讨论,学习总结邹老的中医学术思想与临床经验,整理完成具有邹老学术思想特点的论文与相关著作。

6.以临床为基础,积极开展以邹老学术思想与经验为内涵的科研项目。

第三节

肝胆病之中医外治特色疗法

一、中药穴位贴敷

内病外治是中医学的传统特色疗法之一,而中药敷贴是结合穴位和药物的作用创建和发展起来的一种独特的有效的治疗方法。具有特别的经络传导效应和治疗效果,它是将中药敷贴在患者特定的穴位上,通过穴位对药物的吸收,将药效作用于经络系统,从而达到内病外治的目的。

(一)理论依据

1. 基本内治

中医治病,不外乎内治与外治两法,均是以脏腑经络学说为指导。内治可疗内外诸疾,外治同样可疗内外诸疾,只是给药途径不同。外治用于内病者,道理同于内治,所异者法耳。内治,服药须先入胃,经过消化道分别清浊后,再输送到全身,药物之糟粕不能入于经脉,能入者乃是药物的气味。贴敷之药,切近皮肤,彻于肉理,同样能将药之气味透过皮肤直达经脉、摄于体内,融化于津液之中,具有内外一贯之妙,正如《理瀹骈文》所说"切近皮肤,彻于肉理,摄于吸气,融于津液。随其用药,能祛邪、拔毒气以外出,抑邪气以内消;能扶正、通营卫、调升降、理阴阳、安五脏，挫折五郁之气，而资化源。内治可以治外，非外治不能治内。内治与外治方式不同，但其治病原则一样，实殊途同归。"

2. 用本经络

贴敷用药与针灸疗法一样，亦是以经络学说为依据。经络内属脏腑，外络肢节，沟通表里，运行气血，是一切疾病的反应部位。病从外入、由表达里，既有外治以应之，故先取其外；病从内生，形诸于外，由里达表，亦可以外治，非外治者不能治内。无论病从外入，抑或病从内生，都离不开经络之"地面"——十二皮部，而穴位又循序分布于十四经脉之上，药切皮肤穴位之上，药气透到经脉，摄于体内而达病所，故贴敷用药，实本于针灸经络穴位治病之理，法虽异而其理则同。同时，因药物刺激穴位，而收到药效、穴效的双重效应。

3. 药同内治

《理瀹骈文》云："外治之理，即内治之理，外治之药，亦即内治之药，所异者法耳。"凡是临床上内治有效的汤剂、丸剂，一般都可以熬膏或用药末调敷，且不限于成方，应根据临床实际定夺方药，原方可用则用，不可用则选他方，或制定新方使用。

临证治病，无论采用何种方法，均是以"愈疾"为目的。历代医家大量临床实践证明，用贴敷疗法治疗内外诸疾，只要用之得法，其效立应。同时，又可补内治之不足，可克服患家服药怕苦，或格拒不纳，以及治不及时、辨证失误之弊，此也实为外治法之一大优点。

（二）作用原理

穴位贴敷治疗内外诸疾的理论依据是"调节经脉、平衡阴阳"，因为十二经脉内属于脏腑、外络于肢节，同时又能行气血、营阴阳、濡筋骨、利关节、温腠理，因此调经脉之虚实，可以治百病。贴敷治病，是通过不同的药物之气味，直接作用于病所（外者外治），或由经脉入脏腑，直到病所（内者外治）。

1. 扶正祛邪

病从外入，六淫致病则邪入机体，正邪交争，正盛邪退、正虚邪进，甚则伤正，故邪盛时须祛邪。病从内生，七情致病则脏腑气血功能紊乱而耗伤正气。正虚之时，必须扶正，以发挥机体的调节作用，抗邪外出，邪去正安、正复邪却。贴敷疗法正有此扶正祛邪作用。

2. 平衡阴阳

《内经》云："察阴阳所在以调之，以平为期。"疾病发生的过程即是阴阳失调的过程。健康之人阴阳平衡，互相维系，所谓"阴平阳秘，精神乃治"。阴阳一旦失去平衡，则会出现阴阳偏盛偏衰，阴盛则阳病，阳盛则阴病。贴敷疗法治疗疾病，就是协调阴阳，使之平衡。

3. 升降复常

升降是人体脏腑气血运动的一种形式，如肝升肺降、水升火降、脾升胃降等。一旦升降失常则产生病变，主要表现有三：一是升降不及；二是升降太过；三是升降逆乱。药物贴敷之药可使脏腑气血运动升降复常。

贴敷治病之所以能收到上述三大治疗作用,主要依赖于药物刺激穴位产生的局部刺激作用和经络效应。

(三) 护肝拔毒巴布膏贴敷治疗肝胆病

我国是乙肝高发地区,2006 年开展的全国乙肝流行病学调查提示:我国人群的 HBsAg 携带率为 7.08%,每年有 30 万以上的患者死于与乙肝相关的重症肝炎、失代偿性肝硬化和肝癌等。中医药治疗一直是我国防治慢性乙肝的主要措施。

中医对慢性乙肝的认识源远流长,中医学认为乙肝病毒为"疫毒",是一种湿热型邪毒,具传染性且损伤人体之正气,由此"疫毒"所致之慢性乙肝归属于"黄疸""胁痛"范畴,其核心病机主要包括湿、热、郁、瘀、虚几个方面。脾运不健、肝气郁滞是慢性乙肝发生、发展的内在基础,肝络郁阻是病情发展的重要环节,肝肾亏损为病变之必然结果。故中医药治疗慢性乙肝以解毒、补虚、疏肝、祛瘀为主要原则。

我们在多年实践经验的基础上,用中药制剂护肝拔毒巴布膏外治慢性乙肝,总体取得理想的结果。方中以苦参、黄芪为君药,苦参的主要成分为苦参碱和氧化苦参碱,现代医学证明,其有抗病毒、护肝及抗纤维化等多种药理作用。黄芪补中益气,扶正解毒,其黄芪皂苷为主要活性成分,具有增强免疫功能、抗氧化、抗病毒等功效。整体组方重在祛湿解毒,疏肝解郁、活血化瘀。

在基础治疗的同时,加用护肝拔毒巴布膏后临床疗效明显提高,表现在:(1)改善临床症状,尤其能迅速缓解患者的胁痛、乏力、食欲不振、黄疸等症状,从而减轻患者的精神包袱,提高生活质量,增加治疗依从性;(2)恢复肝功能:与基础治疗对照组相比,护肝拔毒巴布膏治疗组患者肝功能复常率更高且稳定,降低了治疗后的复发率,此与巴布膏具提高免疫功能,同时直接有效地改善肝脏血液循环、加速肝脏代谢、减轻肝脏炎症、较好地修复受损肝细胞等有关。通过对乙肝病毒标志物的动态观察,治疗组有一定的抗病毒作用,经血、尿、粪常规及肾功、心电图等观察表明,护肝拔毒巴布膏治疗方案安全性良好,未见明显毒副作用,偶有少许轻度皮疹、局部瘙痒等,都不影响完成治疗疗程。

传统的橡皮软膏改革为巴布膏剂型,是中药外治慢性乙肝的一大进步。巴布剂型以水溶性高分子材料为基质,加入中药有效成分制成透皮吸收制剂,与传统软膏相比,具包容药量更大、药效发挥更合理、透皮吸收效果更强、皮肤刺激更小和黏度可控、可反复揭帖等优点;与口服药物相比,具总用药量减少而生物利用度高、血药浓度恒定、副作用少等特点。

护肝拔毒巴布膏药方组成由江阴市中医肝胆病外治专科医院邹逸天名老中医提供:苦参、青蒿、黄芪、土鳖虫、乳香、赤芍、狼毒、石菖蒲、薄荷脑。巴布膏制剂由南京中医药大学和江阴市中医肝胆医院共同研制。

操作方法:病人肝区(章门穴、日月穴)皮肤表面先清洁消毒,根据病情偏胜,予以掺药。如属寒性,加干姜粉;热盛者,加大黄粉;肝脾肿大者,加芒硝粉;疼痛重者,加肉桂粉;血瘀较重者,加䗪虫粉。用磁性暖风机吹敷药处 10 分钟,再贴上护肝拔毒软膏,3～5 天治疗一次,3 个月为一个疗程。该方法已列入无锡市慢性乙肝治疗推广项目。

我院穴位敷贴还有通络化癥膏、速效肝癌止痛膏、保胆膏等自制膏药,配合逐水散、消胀散、败毒散等散剂,治疗顽固性腹水、腹部胀气、单纯性腹膜炎等,均具有良好效果。

二、中药超声电导

中药定向透入治疗指使用超声脉冲电导治疗仪使药物定向透入病者患部,充分发挥药效。药物超声导入疗法又称药物超声促渗透疗法,是指利用超声波从体外促进药物经皮肤或黏膜吸收的一种新型药物促渗透技术。这项技术早在 20 世纪 40 年代就开始应用于临床,经过近 80 年的研究与应用,日趋成熟,并成为传统经皮给药的一种极具潜力的替代治疗。

中药超声电导仪是利用人体经络原理,集数字电子技术、电致孔技术、超声技术、中频电疗技术、中医传统手法和仿生技术于一体的新型智能中医靶向透药治疗仪。它采用现代物理手段,在皮肤、组织和细胞膜之间形成一定深度和范围的"人工生物通道",使药物沿该通道直接进入病变的器官和组织,发挥药物的治疗作用。

超声电导结合中医外治理论和经络学说,有力地促进药物经皮吸收,具有促进血液循环、改善静脉淋巴回流、消肿止痛、软化瘀痕、松解粘连、刺激组织再生的作用机理,达到疏通经络、行气活血、扶正祛邪及提高人体免疫能力的功效,超声波的理疗和扩张毛孔促进药物透入的双重功效实现了"1+1＞2"效应。

适应证有:肾病科:肾炎、肾病;脾胃科:胃肠反流、脂肪肝;脑病科:眩晕症、脑缺血血栓;心血管科:高血压、冠心病;外科:乳腺病、糖尿病足;内分泌科:糖尿病、甲亢;肿瘤科;肝病科:肝炎、肝硬化(应用较多,祛瘀生新,可使肝硬化逆转)。

【超声电导操作方法】

1. 患者告知

(1)治疗时间一般为 20～30 分钟。

(2)治疗期间会产生正常的针刺感和蚁走感,医生可根据患者感受调节电流强度。

(3)若局部有烧灼或针刺感不能耐受时,立即通知医生。

(4)中药可致着色,数日后可自行消退。

2. 用物准备

中医超声药透电导仪、中药电极贴片、固定带、纱布、接线板、中药流浸膏。

中药通络化癥敷(膏)为邹氏祖传验方(江苏省非物质文化遗产项目),药物组成:阿魏、干蟾皮、莪术、血竭、川芎、红花、土元、桃仁、芒硝、僵蚕、制军、没药、藤梨根、积雪草、羊蹄根、赤石脂、樟脑、冰片、水杨酸甲酯、苯甲醇、二甲基亚砜等。制成两种剂型:(1)超声导入离子液:上药粉加真醋制成离子液(备用);(2)敷贴膏:上药粉＋老山蜂蜜(炼)调成软膏(备用)。

3. 基本步骤

(1) 洗手、戴口罩,结合患者临床表现、既往史等评估治疗部位皮肤情况,对疼痛的耐受程度、心理状况等。

(2) 至病房,核对、解释,取合适体位、暴露治疗部位,注意保暖。

(3) 接通电源,开机,连接电极片与导联线。

(4) 在期门穴、日月穴、章门穴(肝投影区)清洁皮肤。

(5) 将超声电导凝胶贴片(凝胶片+贴片)装入仪器的发射头内,在凝胶片上涂上通络化癥离子液,正负极以相对位置固定。

(6) 开启导入仪:电导(SP)6,致孔(EP)8,频率(AZ)8,定时(TIME)30分钟进行药物导入。

(7) 观察病情及仪器运作情况,若发现异常及时处理。

(8) 操作结束后取下电极贴片,关闭电源。在上述穴位上贴上通络化癥膏起到通络活血、消肿止痛的透皮缓释作用。

(9) 协助患者穿衣,整理床单位,并妥善处理治疗仪及电极贴片。

(10) 记录治疗结果并签字。

4. 治疗疗程

每3天治疗1次,敷贴膏2天后揭去,让患者皮肤休息1天后再贴,总治疗30次为一个疗程。

5. 注意事项

(1) 治疗过程中若患者感觉不适,应暂停治疗对症处理。

（2）对初次接受治疗的患者，应掌握循序渐进的原则，强度逐渐增强，以患者能耐受为宜。

（3）治疗开始时应先将启动键打开，然后放置电极，治疗结束时应先断开电源，再解除电极。

（4）孕妇及皮肤破损处禁用。

三、电渗疗法

电渗疗法是利用红外线理疗灯的温热效应，使局部组织温度升高，毛细血管扩张，血流加快，物质代谢增强，提高组织细胞的活力，促进中草药浸剂的渗透能力，使药液渗入软组织内，或者通过经络直达脏腑，达到治疗目的的一种治疗方法。

提及外治法，通常人们理解的是指选用适宜的药物，以丸、散、膏、丹等作为剂型，或运用适当的推拿等手法，或配合相应的器械，作用于人体的体表或上下窍道等部位以治疗疾病的方法。而电渗疗法是一种将中草药浸剂以热效应的驱动作用为基础，最终透入皮肤，作用于局部组织或全身的给药方式；以其为代表的经皮给药系统，设计各种物理或化学方法增加皮肤通透性，通过角质层屏障，最终作用于全身。穴位电渗疗法属于中医外治法范畴。

决定药物的透皮运输速率的关键是皮肤外层的角质层。角质层由疏水脂质层和镶嵌其中的富含丰富角蛋白的角质细胞组成。由于构成角质细胞包膜的角蛋白高密度交联，大部分药物主要是通过细胞间的脂质层透皮运输的。

在热效应的影响下,皮肤组织易发生变化,从而形成"人工通路",让中草药浸剂通过。电渗疗法是在透皮给药方式上的进一步发展。这种利用物理技术的给药方法,不仅能促进小分子药物的透皮运输,还能使一般不能透皮给药吸收的大分子药物实现透皮给药,并使符合生理模式、具有生理节律性的给药方式成为可能。

除中药本身功效以外,腧穴在中药经皮吸收的过程中扮演着锦上添花的角色。众所周知,中医学理论体系核心内容除脏腑理论外,还有经络理论。中医认为人体之相互联系、灵活调节与迅速反应的机能主要依靠经络系统,所谓"经脉者,所以能决死生,处百病,调虚实",因此《灵枢·经脉》篇黄帝教诲雷公言其"不可不通";《灵枢·本脏》言经脉可以通行血气,荣养阴阳,濡润筋骨,滑利关节。而经络学说的精准诊治的集中体现即为腧穴,《灵枢·本输》等篇指出将脏腑与其冠名的经脉相联系,详细描述了每条经脉的五腧穴,《黄帝内经》的其他篇章也提出五脏各有其背俞穴,六腑各有其下合穴,所谓"治藏者治其腧,治府者治其合",因此,腧穴的运用是中医疗法中获得经气感应、增强整体疗效的重要思路与途径。临床实验研究证实,腧穴部位比皮肤的其他普通体表部位对刺激更敏感,它们具有双向良性调节作用。

电渗疗法有以下优点:①避免了肠胃外(注射/静脉)治疗的危险和不便;②避免在口服时药物吸收和新陈代谢的变化;③避免由于肝脏的初级代谢而减少药物的数量,增加了治疗的效率;

④在治疗所需的特定速度持续输送药物,降低给药过多或不足的可能性;⑤可以使生物半衰期短的药物不需要经过血液循环直接被输送到靶部位,同时也不会因胃肠道吸收而受影响;⑥提供了简单的治疗方法,患者更舒适。

功效及适应证:此法具有活血祛瘀、舒筋通络、消肿止痛、疏通腠理、宣导外邪、燥湿散寒等作用,临床适用于软组织扭挫伤、皮下血肿、腱鞘炎、陈旧性腰腿痛(肥大性脊椎炎、骨质增生、椎间盘脱出)、慢性盆腔炎,坐骨神经痛、术后粘贴、硬皮症等。

邹老根据多年临床应用体会,常配合"御寒胃肠膏"进行治疗,具有理气活血、温中散寒、消胀止痛等作用,适用于胃肠功能失调属寒湿内阻证者。御寒胃肠膏药物组成:当归、白芷、乌药、小茴香、麝香、大茴香、香附、木香、乳香、丁香、肉桂、沉香。临证加减:寒甚者,加干姜、花椒;兼有热证者加黄芩、葛根;痞满者,加甘松、莱菔子;呕恶者,加黄连、吴茱萸。制备方法:上述药物按一定比例研末,加入适量透皮剂调匀呈膏状,取适量膏药加75%酒精调成液体状备用。

【电渗疗法操作方法】

病人取卧位,将纱布垫置药液中浸湿,稍拧干放于患处(对于胃肠功能失调属寒湿内阻证的患者,邹老常选取神阙穴)。外置红外线理疗灯照射神阙,根据患者耐受选择合适距离,每次15~20分钟。一般每天一次,7~10日为一个疗程。

注意事项:①冬季注意保暖,药液需加温至40~50℃;②注意红外线理疗灯的距离,防止烫伤;③电渗部位若有皮肤溃破处则不能使用,对此药液过敏者停用;④电渗后嘱咐病人适当活动。注意清淡饮食。

四、穴位注射

穴位注射疗法是将针刺与药物相结合,选用某些中、西药物,注射于与疾病有关的穴位或压痛点,通过针刺和药物对穴位的刺激,调整人体的内在环境和改变病理状态。此疗法适应证广、操作简便、节省药物、疗效好,是一项值得推广的中西医结合治疗方法。

适应证:肝病、胃病、肠道疾患、支气管炎、哮喘、心脏病、高血压、神经衰弱、三叉神经痛、面肌痉挛、面瘫、脑发育不全、腰肌劳损、坐骨神经痛、肩关节周围炎、脊柱肥大、瘫痪、肌肉萎缩等。

1. 施术前准备

(1)注射用具:注射器:选用 2 ml、5 ml 或 10 ml 注射器;注射针头:根据穴位的深浅度,选用适当的注射针头。

(2)常用药物:根据不同疾病而定。

①复方当归注射液,成分:当归、川芎、红花;功效:活血通经,祛瘀止痛。使用禁忌:孕妇及对本品过敏者禁用。

②丹参注射液,成分:丹参;功效:活血化瘀,通脉养心;使用禁忌:对本类药物有过敏或严重不良反应病史患者禁用。

③维生素 B_1 注射液,成分:维生素 B_1;功效:用于维生素 B_1 缺乏引起的周围神经炎。

④维生素 B_6 注射液,成分:维生素 B_6。

⑤维生素 B_{12} 注射液,成分:维生素 B_{12};功效:主要用于巨幼细胞性贫血,也可用于神经炎的辅助治疗。

⑥盐酸利多卡因注射液,功效:本品为局麻药及抗心律失常药,主要用于浸润麻醉、硬膜外麻醉、表面麻醉及神经传导阻滞。本品可用于急性心肌梗死后室性早搏和室性心动过速,亦可用于洋地黄类中毒、心脏外科手术及心导管引起的室性心律失常。本品对室上性心律失常通常无效。使用禁忌:a. 对局部麻醉药过敏者禁用;b. 阿-斯氏综合征(急性心源性脑缺血综合征)、预激综合征、严重心传导阻滞(包括窦房、房室及心室内传导阻滞)患者静脉禁用。

⑦醋酸泼尼松龙注射液,功效:主要用于过敏性与自身免疫性炎症疾病。现多用于活动性风湿、类风湿性关节炎、红斑狼疮、严重支气管哮喘、肾病综合征、血小板减少性紫癜、粒细胞减少症、各种肾上腺皮质功能不足症、严重皮炎、急性白血病等,也用于某些感染的综合治疗。使用禁忌:对本品及甾体激素类药物过敏者禁用,以下疾病患者一般不宜使用:严重的精神病(过去或现在)和癫痫,活动性消化性溃疡病,新近胃肠吻合手术,骨折,创伤修复期,角膜溃疡,肾上腺皮质功能亢进症,高血压,糖尿病,孕妇,抗菌药物不能控制的感染如水痘、麻疹、霉菌感染、较重的骨质疏松症等。特殊情况下应权衡利弊使用,注意病情恶化的可能。

⑧醋酸曲安奈德注射液,功效:用于各种皮肤病、过敏性鼻炎、关节痛、支气管哮喘、肩周炎、腱鞘炎、滑膜炎、急性扭伤、类

风湿性关节炎等。使用禁忌:对本品及甾体激素类药物过敏者禁用,以下疾病患者一般不宜使用:严重的精神病(过去或现在)和癫痫,活动性消化性溃疡病,新近胃肠吻合手术,骨折,创伤修复期,角膜溃疡,肾上腺皮质功能亢进症,高血压,糖尿病,孕妇,抗菌药物不能控制的感染如水痘、麻疹、霉菌感染、较重的骨质疏松症等。特殊情况下应权衡利弊使用,注意病情恶化的可能。本品含苯甲醇,禁止用于儿童肌内注射。

⑨黄芪注射液,成分:黄芪;功效:益气养元,扶正祛邪,养心通脉,健脾利湿。用于心气虚损、血脉瘀阻之病毒性心肌炎、心功能不全及脾虚湿困之肝炎。使用禁忌:a. 本品有过敏反应或严重不良反应病史者禁用,过敏体质者禁用。b. 本品为温养之品,心肝热盛、脾胃湿热者禁用。c. 家族中有对本品过敏史者禁用。

(3)穴位及体位选择:根据患者病情选取适当的穴位。选择患者舒适、医者便于操作的治疗体位。

(4)环境要求:应注意环境清洁卫生,避免污染。

2. 消毒

局部皮肤用酒精或碘酒消毒。

3. 操作方法

(1)进针:用快速进针法,进针后对准穴位上、下缓慢提插,探得酸胀针感后,回抽针芯,如无回血,即将药液推入。一般用中等速度推药,对体弱者速度应减慢。

(2)剂量:一般每一穴位注射 1～2 ml。头面部及表浅的穴位,剂量减少为 0.3～0.5 ml,腰部、臀部等肌肉丰厚处,剂量增加为 3～15 ml 左右。

4. 疗程

每日或隔日注射 1 次,穴位可分两组或左右交替使用,以 7～10 次为一个疗程。休息 3～5 日后,可继续。

5. 注意事项

(1) 要做到无菌操作,防止感染。

(2) 注射后局部有酸胀不适感或发热,甚或局部症状加重,一般经数小时至 1 日后可逐渐消失。

(3) 药物不宜注入关节腔内,以免引起红肿、疼痛,甚至全身发热等反应。

(4) 进针后,如病人有触电样感觉,要稍退针,然后再注入药液,以免药液直接注入神经。

(5) 胸背部的腧穴可取夹俞穴,避免刺入肺脏,引起气胸。妊娠期不做骶部注射。

(6) 注射前检查药液是否变质、沉淀。需用两种以上药物混合注射时,应注意配伍禁忌。对有过敏反应的药物,如普鲁卡因等,必须先做过敏试验。

五、药浴

肝胆疾病往往引发黄疸症状,以面黄、身黄、小便黄为主要特征,黄疸的出现会引起消化功能异常,加重肝脏的损害,同时皮肤瘙痒难忍。在中西医综合治疗的同时运用黄疸药浴液泡浴,每天药浴一次,退黄作用较快,且浴后患者心神怡悦、身心舒畅,治疗效果明显提高。

此黄疸药浴液的处方是由邹老祖父邹仲良搜集民间验方加减而来。组方:谷精草108 g、茵陈108 g、石决明108 g、桑枝135 g、香精适量。上药用煎药机煮,制成250 ml/袋,加入少量六神花露水,备用。方中茵陈,槐米,谷精草有显著的利胆退黄作用,石决明,野菊花,冬桑叶清热解毒,护肤止痒,青皮,桑枝,木瓜舒经通络,宣利皮肤湿热,合以少许香精芳香爽身健肤,诸药组合利胆退黄止痒作用相得益彰。

作用机理

(1)直接作用:通过沐浴的方法给药,药物透过皮肤,深入腠理、脏腑等部位被直接吸收并输布全身,以发挥其药理作用。

(2)间接作用:人体是一个有机的整体,通过十二经脉,内属于脏腑、外络于肢节,遍布全身,与体表皮肤、器官九窍、四肢等紧密相连,同时行气血、营阴阳、濡筋脉、利关节。运用药浴疗法,将药物通过皮肤吸收,再通过经络、脏腑的调衡、输布作用,输布全身,直达病所。

(3)可激发机体的自身调节作用,促使某些抗体的形成,借以提高整体的免疫功能,从而达到调整脏腑功能、平衡阴阳、补益气血津液的目的,以治疗脏腑和全身性疾病。

【药浴操作方法】

1. 由浴管员清洁药浴缸,缸内铺上白色新料膜纸一张。

2. 由护士在缸内加入250 ml药浴液2袋。

3. 向浴缸内防水,水温为 38.0～40.0℃。

4. 由护士用手预测水温相当,病人脱衣入缸(留短裤)入浴缸。

5. 用浴巾全身擦洗直至全身微微出汗,肤色浅红为宜,约半小时。

6. 洗毕,干身穿衣上床休息,饮用温水一杯,平卧一会后再起床活动。

[运用体会]

药浴是祖国民间医药中的一种独特的治疗方法,黄疸泡浴液药浴,不但减少服药之苦,且其作用迅捷,毒副作用小,药后全身舒适,受到患者欢迎。研究表明,药浴是药性和水温的结合,通过皮肤吸收和排泄的双向作用,从而有效地发挥全方外治作用,简便有效,同时药浴还有调节各脏腑组织器官免疫功能的作用。

六、中药高位灌肠

中药灌肠排毒法是用中药煎剂注入肠腔的一种外治法,其作用有:①通便排毒,降低血氨,抗肝昏迷;②加大清热解毒药物的药量吸收,起药液治疗作用,降低黄疸;③增加肾血流量,改善肝肾综合征;④适用于急重症治疗,与其他方法相辅相成。

清肠排毒液方药组成:大黄 12 g,厚朴 6 g,枳实 9 g(或加芒硝、甘草)。将上方制成规格为 250 ml/袋。本方是由小承气汤加减为清肠排毒液一种有效方剂,方中大黄为主药,佐以厚朴,枳壳破气导滞,甘草和中解毒,诸药合用,共奏通腑清肠排毒之功。

【中药高位灌肠操作方法】

1. 病员推入综合治疗室,铺以垫单,姿势呈俯卧位,腹下填枕头一个

2. 患者取适当体位,使肛门向上,铺盖洞巾一块,肛门口涂上石蜡油(有大便则需排空)。

3. 将导尿管头插入肛门,约 30 cm 左右,将清肠排毒液调温至 38.0℃ 左右,滴注清肠排毒液,以 60 滴/分钟为宜(推注也可,需缓慢)。

4. 药液进入肠道后,肛门用干棉球塞紧,过 1 小时再排大便。

5. 操作时备有移动坐便器,随时应急排便。根据病情轻重,决定清肠排毒时间。

第四节

肝胆疾病中医外治技术的操作及护理要点

中医外治疗效独特、作用迅速,对"不肯服药之人",或是"不能服药之症",尤其是对危重病症,更能显示出其治疗之独特,故有"良丁(高明的医生)不废外治"之说。中药穴位贴敷、中药药浴、中药灌肠法是我院肝胆疾病中医外治中最常用的三种外治方法,在此特强调有关操作和护理要点。

一、中药穴位贴敷

穴位敷贴技术是以中医经络学说为理论依据,将药物敷贴到人体特定穴位,通过刺激穴位,激发经气,从而发挥调五脏、行气血、和阴阳作用,达到治疗疾病目的的一种中医外治疗法。邹老用自制的护肝拔毒软膏、通络消癥膏等作为贴敷的常用制剂,选择章门穴、期门穴进行贴敷,主要用来治疗肝胆疾病引起的胁痛、食欲不振、腹胀等临床症状。

1. 贴敷方法

熨敷法:较为常用,将生药剂或糊剂,直接敷在穴位上,其范围可略大于穴区,上以塑料薄膜盖之,并以纱布、医用胶布固定。在敷贴的同时,予以加热。

贴法:此法亦较常用,用膏药胶布直接贴压于穴区。

离子透入法：即在敷贴药物的同时，上加电极板，通以直流电，使药物离子透入体内，加强敷贴的治疗作用。

2. 操作及护理注意事项

（1）应用穴位贴敷时，应根据所选穴位，采取适当体位，使药物能敷贴稳妥。

（2）贴敷局部皮肤常规消毒。贴药前，定准穴位后，通常用温水将局部洗净，或用 75％乙醇棉球行局部消毒。

（3）为了保证药物疗效的发挥，对于所敷之药，无论是糊剂、膏剂或捣烂的鲜品，均应将其很好地固定，以防止药物移动或脱落。

（4）贴敷时间多依据选用的药物、体质情况而定，以贴敷者能够耐受为度。对于老年、小儿、体质偏虚者，贴敷时间可以适当缩短。贴敷期间出现皮肤过敏，难以耐受的瘙痒、疼痛感觉者，应该立即终止贴敷。正常情况下，每 2 天贴敷 1 次，3 个月为 1 个疗程。

3. 贴敷后注意事项

贴敷期间禁食生冷、海鲜、辛辣刺激性食物。贴敷药物后注意局部防水。对胶布过敏者，可选用低过敏胶带或绷带固定药物。小儿皮肤娇嫩，不宜用刺激性太强的药物，贴敷时间也不宜太长。对于残留在皮肤的药膏等，不宜用汽油或肥皂等有刺激性物品擦洗。

4. 异常情况及处理

贴敷后局部皮肤可出现潮红、轻微红肿、小水泡、微痒、烧灼感、色素沉着等情况,均为药物的正常刺激作用,不需特殊处理,但应注意保持局部干燥,不要搓、抓局部,也不要使用洗浴用品及涂抹其他止痒药品,防止对局部皮肤的进一步刺激。贴敷药物后,局部出现热、凉、麻、痒或轻度疼痛属正常现象,如贴敷处有烧灼或针刺样剧痛,难以忍受时,可提前揭去药物,及时终止贴敷。皮肤过敏可外涂抗过敏药膏,若出现范围较大、程度较重的皮肤红斑、水泡、瘙痒现象,立即停药,对症处理。出现全身性皮肤过敏症状者,应及时到医院就诊处理。

二、中药药浴

中药药浴熏洗在中国已有几千年的历史,它借助水的特性,将相关的药物溶于水中,采用温热法使药物透过皮肤、穴位等直接进入经络、血脉,分布全身,通过物理效应与药理效应发挥治疗作用。临床上,针对肝病患者高黄疸或黄疸持续不退,皮肤瘙痒的患者,邹老采用自制的黄疸药浴液为患者进行药浴熏洗,以起到利胆退黄、止痒爽身的作用。

操作及护理注意事项:

(1) 按比例置药液于浴盆内,最好药液置于能加温的浴缸内。浴室内温度适宜,待药液温度适宜时,协助脱去外衣,将躯体及四肢浸泡于药液中。

(2) 药浴过程中,随时调节药温或停止洗浴,防止烫伤或受凉。

(3) 药浴过程中注意观察患者面色,脉搏,呼吸,以防虚脱或休克的发生。患者有不适现象时,停止药浴。

（4）全身洗浴后注意擦干身上的浴液、汗液、穿好衣服稍加休息,然后外出以免感受风寒,发生感冒等疾病。

（5）浸泡时间一般为 20 分钟,隔日一次。药液的温度以患者能适应为主,大约在 38℃左右。

三、中药灌肠

中药灌肠技术是将中药药液从肛门灌入直肠或结肠,使药液保留在肠道内,通过肠黏膜的吸收达到清热解毒、软坚散结、泄浊排毒、活血化瘀等作用的一种操作方法。临床上对于急性肝昏迷患者的抢救及一些血氨持续升高、黄疸居高不下的危重症患者,邹老常用清肠排毒液高位灌肠法来解救。

1. 操作及护理注意事项

（1）操作前,嘱患者现排便排空膀胱,评估患者配合程度。

（2）润滑肛管,插肛管前嘱病人深呼吸,使肛门括约肌放松,同时轻轻插入直肠 30 cm。插管动作要轻缓,以免损伤肠黏膜。

（3）将清肠排毒液调至 38℃左右进行滴注（亦可缓慢推注）,药液滴注速度不宜太快,一般 60 滴/分钟为宜。

（4）拔管后嘱患者平卧 1 小时以上再排便。

（5）肛门直肠、结肠术后,大便失禁,下消化道出血的患者禁用此法。女性患者宜避开月经期,孕妇慎用。

（6）当患者出现脉搏细速、面色苍白、出冷汗、剧烈腹痛、心慌等,应立即停止灌肠并处理。

2. 意外情况的处理及预防

（1）虚脱

灌肠过程中患者突然感恶心、头晕、面色苍白、全身出冷汗甚至晕厥。一旦发生应立即停止操作，嘱患者平卧休息，饮适量的温开水，注意保暖。

灌肠液温度应稍高于体温（38℃左右），不可过高或过低；流速应根据患者的身体情况、耐受力调节。

（2）肠道黏膜损伤

表现为肛门疼痛，排便时加剧，伴有局部压痛；损伤严重时可见肛门外出血或粪便带血；甚至排便困难。肛门疼痛和已发生肠出血者遵医嘱予以止痛止血等对症处理。

插管前，向患者详细介绍其目的、意义，使之接受并配合操作；插管前用石蜡油润滑肛管前端，减少插管时的摩擦力；操作时应顺应肠道解剖结构，手法轻柔，肛管插入不可过深，选择肛管粗细适合、质地软的肛管。

第五节

临证医案精选

【初诊】2019－06－11。黄某，男，70岁。因"乏力纳差、皮肤溲目发黄进行性加重20余天"就诊。

患者于20余天前无明显诱因出现乏力肢酸，活动后加重，食欲减退，轻度厌油、恶心，小便发黄。2019年5月18日患者在江阴青阳医院查肝功能，示：ALT 788 U/L，AST 783 U/L，GGT 28 U/L，总胆红素96.8 μmol/L，直接胆红素74.3 μmol/L，白蛋白42.3 g/L。肝炎病毒标志物：甲、乙、丙、丁、戊肝标志物均为阴性。MRCP：肝内多发小囊性灶，CAROLI病不排除，胆囊炎、脾脏小囊性灶，双肾囊肿。自身免疫性抗体：均阴性。当时予以保肝降酶退黄后，病情无明显好转。患者于2019年5月28日至无锡第五人民医院，查彩超示：慢性肝损改变；肝囊肿；胆囊壁水肿；胰腺回声增强；脾略大；双肾未见明显异常；门静脉血流属正常范围，未见门脉高压。抗核抗体ANA/ELISA＋抗肝抗原抗体谱A：线粒体抗体M2：弱阳性，余阴性。诊断为"原发性胆汁性胆管炎、酒精性肝炎、肝囊肿、肾囊肿、胆囊炎"，予以腺苷蛋氨酸、甘利欣、还原性谷胱甘肽、促肝细胞生长素、苦黄等护肝退黄、奥美拉唑制酸治疗，予可控定量三氧自体血回输治疗辅助退黄。经治疗乏力纳差症状稍改善。2019 年 6 月 4 日复查肝功能：ALT 93 U/L，AST 90 U/L，碱性磷酸酶 184 U/L，前白蛋白 129 g/L，直接胆红素173 μmol/L，总胆红素 219 μmol/L。

患者今来求诊，刻下：乏力、四肢倦怠，轻度皮肤瘙痒，全身黄染，如鲜橘色，时觉身发热，口渴欲饮，不思食，厌油腻，欲呕吐，右胁下疼痛较甚，小便深黄，尿量少，大便干结，睡眠一般。肝肋下未及，剑突下 2 cm，质硬。舌质淡红，苔厚腻微黄，脉弦滑。

予以茵陈蒿汤合四逆散加减治疗：

茵陈 50 g，焦山栀 12 g，大黄（后下）10 g，郁金 12 g，丹参 20 g，茜草 12 g，槐米 15 g，生薏仁 30 g，金钱草 50 g，柴胡 15 g，枳壳 12 g，败酱草 15 g，银花 20 g，生甘草 5 g。

7 剂，日一剂，水煎服，分早晚温服。

中医外治：黄疸药浴液泡浴，操作：将黄疸药液倒入消毒的浴盆中，加入热水，水温在 40℃ 左右时疗效显著。对患者瘙痒明显处，全身药浴后用药浴液再次擦拭涂抹。

辨证考虑：患者久病体虚，肝胆气郁，脾胃运化失常，此属肝脾失调，湿热熏蒸，以致肝失疏泄，阳明热盛，三焦不和，发为此病。治宜清热渗湿，疏肝利胆，佐以泻下，因此选用茵陈蒿汤合四逆散。

黄疸药浴液主要用于黄疸、高胆红素血症、小儿黄疸致皮肤瘙痒的患者，该患者皮肤巩膜黄染、皮肤瘙痒，故适用。

【二诊】2019 - 06 - 18。服第 1 剂药后，即稀便数次，夹有如羊屎状粪十多块，后每剂药后均下稀溏便 1 次，7 剂药后胁痛大减,口苦、腹胀均减,食欲较前增进,有时微觉身热、欲吐,舌苔薄黄腻,脉弦细数。

仍宜清热渗湿,疏肝利胆。上方:加鸡内金 4.5 g,炒谷芽 12 g,玉米须 15 g。继服 7 剂。继用黄疸药浴液泡浴治疗,每日一次。

【三诊】2019 - 06 - 25。患者胁痛轻,面色黄、巩膜黄大减,食欲佳,睡眠好转,但口渴,小便少,舌苔薄黄,脉弦细微数。

治宜清热解毒利湿。处方:茵陈 30 g,金银花 30 g,连翘 15 g,橘叶 15 g,白芍 15 g,佛手 9 g,郁金 9 g,败酱草 15 g,炒谷芽 15 g,玉米须 15 g,甘草 6 g。7 剂,水煎服,每日 1 剂。继用黄疸药浴治疗,每两日一次。

【四诊】2019 - 07 - 02。患者皮肤巩膜无黄染,两胁无疼痛,食欲、大小便可,精神良好。检查血生化肝功能无异常,总胆红素、直接胆红素轻度增高。

予原方 10 剂巩固治疗。

【初诊】2016 - 08 - 08。薛某,女,52 岁。因"反复乏力纳差恶心半年余,加重伴腹胀 1 个月"就诊。

患者 10 年前因子宫肌瘤手术后输血感染丙型病毒性肝炎,HCV - RNA:3.76×10^6 IU/ml,当时未予重视。5 年前体检时发现肝功能异常,在当地医院予长效干扰素 180 ug,每周一次,治疗 3 月后 HCV - RNA 未转阴。此后患者未进一步治疗,未复查肝功能、丙肝病毒等指标。近半年来,患者时感四肢乏力,厌食油腻食物,食量下降,食后常感腹胀、恶心欲吐,自服"吗丁啉"等药物后稍缓解。近 1 个月来,患者上述症状较前加剧,腹胀明显,前来就诊。

刻下:患者自觉腹部胀满不适,两胁亦有胀感,双下肢乏力明显,食量一般,口渴,尿量减少,尿色黄,大便正常,舌质暗红,苔薄黄腻,脉弦滑。予查血常规,示:WBC 3.1×10^9/L、RBC 3.3×10^{12}/L、PLT 59×10^9/L;血生化示:ALT 48 U/L、AST 66 U/L、TBIL 19.2 μmol/L、球蛋白 32.8 g/L;HCV－RNA:1.68×10^6 IU/ml。B 超示:肝硬化,腹腔积液,胆囊炎,胆囊息肉,脾稍大。

考虑患者此病属"臌胀病",脾虚湿热壅盛,瘀水互结中焦,予以中满分消丸加减治疗:

北沙参 15 g,炒白术 12 g,猪苓 12 g,茯苓 12 g,丹参 20 g,牡丹皮 12 g,大腹皮 20 g,瞿麦 15 g,萹蓄 15 g,茜草 12 g,怀牛膝 15 g,车前子 15 g(包煎),车前草 15 g,蝼蛄 15 g,薏苡仁 60 g,黄芩 10 g,葛根 15 g,黄连 6 g,白茅根 15 g,炙甘草 6 g。

7 剂,日一剂,水煎服,分早、晚温服。

中医外治:逐水膏穴位贴敷,用纱布、胶带将逐水膏贴敷于神阙穴所在位置。

辨证考虑:患者外感邪毒,留恋体内日久,肝脾受损,形成癥积,气滞络瘀,清浊相混,水液停聚,乃成臌胀。治以清热解毒,化瘀利湿,兼以养阴,故选用中满分消丸加减治疗。

逐水膏适用于肝硬化、肝恶性肿瘤出现腹水但尚耐攻伐的患者,该患者腹腔积液,虽有乏力纳差等症状,但精神状态尚可,苔薄黄腻,脉弦滑,故适用此法。

【二诊】2016 - 08 - 16。患者经治疗后偶觉肝区隐痛,平卧时自觉腹中气体走窜,小便不畅,矢气不多,大便尚调。舌质暗红,苔黄,脉弦小滑。治以行气除湿,利水消肿。

上方加泽泻 15 g、路路通 10 g,沉香 6 g。继服 7 剂。

继续逐水膏外敷于神阙穴,每次贴敷 48 小时,休息 12 小时后继用。

【三诊】2016 - 08 - 25。患者经治疗后,腹胀感减轻,两胁胀痛感较前缓解,饮食情况较前稍改善,小便灼热,大便稀溏,仍腿软无力。舌质暗红,苔黄,脉小弦。

上方加焦三仙各 15 g,黄芪 50 g。继服 7 剂。继续按上法逐水膏外敷神阙穴。

【四诊】2016 - 09 - 05。患者腹部及两胁无胀满感,肝区无隐痛,近 3 天来时感周身潮热,汗出较多,难以入睡,大便偶溏,小便畅,灼热感减轻。舌质暗红,脉细弦。复查 B 超示:未见腹腔积液,肝硬化,胆囊炎,脾肿大。治拟清热利湿,育阴养心安神。拟用 2018 - 08 - 08 方,加:地骨皮 10 g,银柴胡 10 g,首乌藤 20 g,制首乌 10 g,路路通 10 g,泽泻 15 g,茯神 12 g。7 剂。停用逐水膏。

患者复查 HCV - RNA:1.05×10^4 IU/ml,建议其口服西医抗病毒药物治疗。

此后患者在四诊方基础上稍做加减,坚持调治半年,诸症不显,腹水未再复发,病情稳定。

【初诊】2019 - 02 - 06。刘某某,男,58 岁。因"乏力、腹胀、尿少 1 月,肝硬化史 2 年余"就诊。

患者于 2016 年 09 月 24 日自觉乏力,腹胀,尿量减少,至江阴市人民医院就诊,腹部 B 超提示肝硬化、胆囊壁水肿。患者近 1 月来无明显诱因感腹胀明显,稍感胸闷,无心慌气急,感乏力明显,小便色黄,尿少,双下肢浮肿,遂来就诊。

刻下:无发热畏寒,无头昏目眩,无咳嗽咳痰,稍感胸闷,无气急心慌,无腹痛腹泻,感乏力明显,四肢倦怠,少气懒言,无恶心欲吐,无反酸,纳食减少,厌食油腻,感腹胀明显,睡眠差,小便色黄,量少,大便偏干。精神萎,巩膜轻度黄染,腹胀如鼓,舌质淡红,有瘀斑,苔薄白,脉弦滑数。检查肝功能,示:谷草转氨酶 46.3 U/L,谷丙转氨酶 31.9 U/L,谷氨酰转肽酶 154.9 U/L,白蛋白 31.5 g/L,总胆红素 66.3 μmol/L,直接胆红素 45.9 μmol/L;B 超提示:肝硬化,脾肿大,大量腹腔积液。

予以一贯煎加减治疗:

生地 12 g,沙参 15 g,麦冬 15 g,当归 15 g,赤白芍各 12 g,郁金 15 g,山萸肉 12 g,丹参 15 g,枸杞子 12 g,茯苓 15 g,枳壳 10 g,大腹皮 10 g,猪苓 15 g,泽泻 12 g,玉米须 10 g。

7 剂,日一剂,水煎服,分早晚温服。

中医外治:穴位敷贴。大黄、芒硝粉末敷贴神阙穴 12 小时,每日一次。

辨证考虑:鼓胀病因比较复杂,概而言之,有酒食不洁、情志刺激、虫毒感染、病后续发四个方面。形成本病的机理是:长期嗜食酒肉肥甘,肝脾肾受损,气滞血结,水停腹中。肝病则肝失疏泄,气滞血瘀,进而横逆乘脾,脾失健运,水湿内聚,精微不化,周身不养,故乏力纳差。病延日久,累及于肾,肾开阖不利,水湿不化,则胀满愈甚。病位在肝脾,久则及肾。

【二诊】2019-02-14。患者乏力改善,纳食增加,尿量增加,腹胀减轻,巩膜黄染稍淡,腹胀如鼓,舌质淡红,有小瘀斑,苔薄白,脉弦滑。

治拟:养阴利水,健脾化湿。上方加生黄芪 30 g、当归 10 g,继服 7 剂。

外治:继用大黄、芒硝粉末敷贴神阙穴治疗,每日一次。

【三诊】2019-02-22。患者精神较前好转,乏力明显改善,纳食可,巩膜黄染基本消退除,尿量平稳,舌质淡红,苔薄白,脉弦滑。

患者年老体虚,肝肾不足,治拟:滋肾柔肝,养阴利水。

生地 12 g,沙参 15 g,麦冬 15 g,当归 15 g,白芍 12 g,郁金 15 g,山萸肉 12 g,丹参 15 g,枸杞子 12 g,茯苓 15 g,猪苓 15 g,滑石 10 g,泽泻 12 g,桃仁 10 g,大腹皮 10 g,玉米须 10 g,杜仲 10 g,牛膝 10 g,焦三仙各 12 g。

10 剂,日一剂,水煎服,分早晚温服。

外治:继用大黄、芒硝粉末敷贴神阙穴治疗,每日一次。

【四诊】2019 - 03 - 06。患者精神可,皮肤巩膜无黄染,稍感乏力,纳食可,尿量平稳,无明显腹胀。检查肝功能示白蛋白、胆红素降至正常水平。B超提示肝硬化,脾肿大,少量腹水。予原方10剂巩固治疗,外治:护肝拔毒巴布膏肝区敷贴。

3个月后随访,患者一般情况良好,肝功能无明显异常,B超提示无腹水。

病案四

【初诊】2015 - 04 - 25。秦某,男,38岁。因"全身皮肤黄染2月余"就诊。

患者2个月前突发全身皮肤黄染,起病初期伴有发热,右上腹隐痛,肢酸乏力,在当地医院检查血生化,示:总胆红素54.3 μmol/L、直接胆红素34.5 μmol/L。B超提示胆囊小结石,伴有轻度胆囊炎,脾脏轻度肿大。

刻下:患者精神欠佳,皮肤巩膜黄染,伴有全身皮肤瘙痒。肝脏肋下触及2指,质中。舌淡,苔薄白,脉弦。

予以四金汤加减治疗:

金钱草50 g,蒲公英30 g,黄芩12 g,郁金10 g,枳壳12 g,海金沙12 g(包煎),海金沙草12 g,炙鸡内金10 g,茵陈30 g,生大黄10 g(后下),苏梗12 g,香附12 g,生甘草5 g。

7剂,日一剂,水煎服,分早晚温服。

中医外治:黄疸药浴液泡浴。瘙痒明显处全身药浴后用药浴液再次擦拭涂抹。

辨证考虑:患者久病体虚,肝胆气郁,脾胃运化失常,湿热内蕴,肝胆湿热郁滞,疏泄失司,郁热煎熬水液,聚沙成石,胆道闭阻,胆汁蓄溢失常,发为此病,治以清热利湿退黄,利胆排石,因此选用四金汤。

黄疸药浴主要用于黄疸、高胆红素血症、小儿黄疸致皮肤瘙痒的患者,该患者皮肤巩膜黄染,皮肤瘙痒,故适用。

【二诊】 2016-05-02。患者双目巩膜黄染稍淡,皮肤黄染渐退,两胁及腰腹部时感胀满,舌质偏红,苔薄黄,脉略弦。

治拟:清热利湿。上方加栀子 15 g、厚朴 10 g,继服 7 剂。

继用黄疸药浴治疗,每日一次。

【三诊】 2016-05-10。患者巩膜,皮肤黄染基本消除,两胁及腰部无胀满,精神较前好转,苔薄,脉缓。

治拟:清热利湿,兼以益气扶正。2019-05-02 方去厚朴,蒲公英改为 15 g,加黄芪 30 g,太子参 20 g,枸杞子 15 g,继服15 剂。

继用黄疸药浴治疗,每两日一次。

【四诊】 2016-05-27,患者皮肤巩膜无黄染,两胁及腰部无胀满,精神良好。检查血生化肝功能无异常,总胆红素、直接胆红素降至正常水平。

予原方 10 剂巩固治疗,健脾合剂顾护胃气。

1 个月后随访,患者一般情况良好,黄疸未有复发。

病案五

【初诊】 2019 - 03 - 03。陆某某，女，46 岁。因"右胁下胀痛、乏力、腹胀、溲黄 1 个月"就诊。

患者于 2015 年 10 月感右胁下胀痛不适，无恶心欲吐，小便色黄，无尿急尿痛，大便干结。患者曾于 2015 - 12 - 07 至我院门诊查腹部 CT，结果显示：(1) 胆囊炎，胆总管下段结石伴胆总管扩张；(2) 肝内胆管扩张；(3) 轻度脂肪肝。自服利胆片、护肝片至今。患者近 1 月来右胁下胀痛，乏力明显，感腹胀，进食后加重，尿量偏少，遂来就诊。

刻下：乏力明显，四肢倦怠，腹胀明显，进食后加重，纳食减少，稍感恶心，头重身困，无咳嗽咳痰，无腹泻，无发热畏寒，无欲吐，小便深黄，无尿急尿痛，尿量少，大便干结，睡眠一般。面色萎黄，精神萎，舌质淡红，苔黄厚腻，脉弦滑。检查肝功能，示：谷丙转氨酶 93.9 U/L，谷草转氨酶 163.7 U/L，谷氨酰转肽酶 241.8 U/L，碱性磷酸酶 476.6 U/L，白蛋白 31.2 g/L，总胆红素 38.9 μmol/L，直接胆红素 19.9 μmol/L。

予以大柴胡汤加减治疗：

柴胡 10 g，黄芩 10 g，枳实 12 g，白芍 10 g，茵陈 30 g，虎杖 30 g，大黄 10 g，半夏 10 g，当归 10 g，海金沙 20 g，鸡内金 15 g，郁金 10 g，炙甘草 10 g，猪苓 10 g，茯苓 10 g。

20 剂，日一剂，水煎服，分早晚温服。

中医外治：护肝拔毒巴布膏，敷贴肝区 12 小时，每 2 日一次。

　　辨证考虑:患者胆总管结石长期迁延不愈,久病致体质受损。一诊时,患者呈实热之证,故立法疏肝、利胆、通腑,用大柴胡汤加减。用过之后,患者呈现寒热错杂、虚实夹杂的证候,故用乌梅丸加减。因为病位在肝胆,以黄芩代黄柏,改以丸剂缓图,坚持数月,效果显著。

　　【二诊】2019 - 03 - 23。服上方 20 剂,右胁下胀痛有所减轻,大便通畅,有时腹泻,口苦、口渴减轻,但食欲下降,感肢寒畏寒,舌苔仍然黄腻,脉弦细滑。

　　改用乌梅丸加减治疗:

　　乌梅 50 g,黄芩 30 g,黄连 15 g,当归 30 g,红参 30 g,附子 30 g,川椒 20 g,桂枝 30 g,干姜 30 g,细辛 15 g,八月札 30 g,五灵脂 30 g,虎杖 30 g,海金沙 30 g,鸡内金 30 g,郁金 50 g,火硝 15 g,芒硝 15 g,白矾15 g,熊胆 5 g。

　　蜜丸,每日 2 次,每次 10 g。可服 3 个月左右。

　　外治:继续护肝拔毒巴布膏肝区敷贴,每 2 日一次。

　　【三诊】2019 - 06 - 23。右胁下胀痛明显减轻,腹胀缓解,食欲改善,大小便通畅,舌苔薄黄,脉弦缓。

　　继续原方口服 1 个月。

　　【四诊】2019 - 07 - 23。患者精神可,右胁下胀痛缓解,稍感乏力,纳食可,无明显腹胀,二便调。检查 B 超提示胆总管下段结石明显减少。

病案六

【初诊】2017-10-26。黄某,男,38岁。因"右胁隐痛1周"就诊。

患者约5年前在体检时发现 HBsAg(＋),HBeAg(＋),HBcAb(＋),当时肝功能正常,未予重视,此后未复诊及进一步治疗。1周前患者无明显诱因下出现右胁隐痛,时作时止,伴有乏力,食后上腹饱胀,胸背四肢清冷,故前来就诊。3天前查肝功能示:ALT 199 U/L、AST 90 U/L、ALP 137 U/L。

刻下:患者右胁绵绵作痛,轻度腹胀,腰背酸痛,夜寐不佳,面色晦暗,舌质暗紫,舌下青筋显露,苔黄腻。

予以解毒化湿方加减治疗:

虎杖 10 g,田基黄 20 g,板蓝根 30 g,白花蛇舌草 20 g,败酱草 15 g,枸杞子 10 g,淫羊藿 10 g,生黄芪 30 g,桑寄生 12 g,丹参 20 g,丹皮 12 g,贯众 15 g,荔枝核 15 g,肉桂 2 g,红豆杉 2 g,炙甘草 6 g。

15剂,日一剂,水煎服,分早晚温服。

中医外治:护肝拔毒巴布膏穴位贴敷于章门穴、期门穴所在位置。

辨证考虑:患者外感邪毒,留恋体内日久,脾虚生湿,湿热邪毒郁结体内,日久肝肾受损,发为此病。治以清热解毒,疏肝解郁化瘀,兼以益肾。

护肝拔毒巴布膏穴位贴敷适用于肝炎、肝硬化等病症局部症状或相关症状明显者,患者右胁隐痛,轻度腹胀等症状,故适用。

【二诊】2017 - 11 - 12。患者服药后疲劳感减轻,腰背酸痛、四肢清冷等症状较前好转,食后饱胀感尤著,睡眠一般,二便正常。苔薄腻色黄,舌质有紫气,脉弦细。

证属肝郁脾虚肾亏,湿热瘀毒郁结,拟方:

虎杖 20 g,田基黄 20 g,板蓝根 30 g,白花蛇舌草 20 g,败酱草 15 g,姜黄 10 g,生黄芪 30 g,郁金 10 g,丹参 20 g,丹皮 12 g,贯众 15 g,茯苓 12 g,茯神 12 g,黄精 12 g,桑寄生 15 g,青、陈皮各 10 g。

15 剂,日一剂,水煎服,分早晚温服。

外治:继续护肝拔毒巴布膏外敷,每次贴敷 48 小时,休息12 小时后继用。

【三诊】2017 - 12 - 01。患者经治疗后,于 2017 - 11 - 28 复查肝功能,示:ALT 90 U/L、AST 93 U/L。腹胀隐痛,疲劳不著,目胀干涩,食纳尚可,二便正常,苔黄薄腻,质红偏暗,脉细弦。

治拟扶正祛邪、清化瘀毒,上方去郁金、青陈皮,加柴胡15 g,香附 10 g,赤芍 12 g。7 剂。

外治:继续按上法护肝拔毒巴布膏外敷。

【四诊】2017 - 12 - 10。患者右胁偶有隐痛,两目干涩,腰酸,自觉双下肢清冷,二便正常。苔薄,中部苔有裂痕。

拟方:

姜厚朴 6 g,黄芩 10 g,虎杖 20 g,田基黄 15 g,制黄精 12 g,蒲公英 30 g,郁金 10 g,丹参 20 g,牡丹皮 12 g,枸杞子 10 g。

7剂,日一剂,水煎服,分早晚温服。

外治:继续按上法护肝拔毒巴布膏外敷。

【五诊】2017-12-20。患者胁痛已不明显,仅劳累后偶感隐痛,双目干涩,舌质红,苔薄白,脉细弦。

治拟清热解毒化瘀、调养肝脾,拟方:

醋柴胡10 g,赤芍12 g,当归12 g,制香附10 g,黄芩10 g,姜厚朴6 g,虎杖20 g,田基黄30 g,蒲公英15 g,广郁金10 g,枸杞子10 g,制黄精12 g,石斛15 g,生甘草6 g。

15剂,日一剂,水煎服,分早晚温服。

外治:继续按上法护肝拔毒巴布膏外敷。

【六诊】2018-01-10。患者近半月来右胁未发隐痛,疲劳感不明显,双目干涩较前缓解,饮食睡眠情况良好。面色淡白,苔薄黄腻,质暗红,脉细弦。复查肝功能各项结果均正常,乙肝五项定量仍提示"大三阳"。

患者证属正虚邪恋,肝脾不调,久病及肾,继以扶正祛邪化瘀,调和肝脾。拟方:

醋柴胡10 g,虎杖20 g,贯众15 g,制黄精12 g,丹参20 g,牡丹皮12 g,白花蛇舌草20 g,枸杞子10 g,石斛12 g,板蓝根30 g,荔枝核15 g,肉桂2 g,猪苓15 g,厚朴6 g,青皮10 g,陈皮10 g,赤芍12 g,茯苓12 g,茯神12 g,炙甘草6 g。

15剂,日一剂,水煎服,分早晚温服。

外治:继续按上法护肝拔毒巴布膏外敷。

患者因外出工作未来复诊,3个月后电话随访,患者用2018-

01－10方坚持服用60剂,护肝拔毒软膏持续使用中,右胁隐痛未复发,精神状态良好,双目无干涩,二便调匀,饮食正常,睡眠情况良好。每月复查肝功能,示肝功能持续正常。

【初诊】2017－10－12。龚某,女,43岁。因"乏力纳差3天,乙肝史20余年"就诊。

患者20多年前体检发现HBsAg＋,予以拉米夫定抗病毒治疗8个月后停药,此后患者间断复查肝功能未见明显异常,未正规抗病毒治疗。1个月前患者因乏力伴下肢水肿于江阴市中医院住院治疗,查肝功能:ALT 122U/L,AST 109U/L,GGT 75U/L,ALP 53U/L,ALB 31.5 g/L,PA 55 mg/L,TBI 33.8 μmol/L,DBI 13.4 μmol/L。乙肝两对半定量:HBsAg＞250 IU/mL,HBsAb 0.12 IU/mL,HBeAg 27.498 S/CO,HBeAb 2.23 S/CO,HBcAb 8.18 S/CO,HBV－DNA:2.02×10^5 copies/ml;腹部CT平扫＋增强显示:肝小囊肿,左肾囊肿。胸部CT显示:右上肺胸膜下小结节,右上肺局部胸膜增厚,少许陈旧灶,左肺底钙化结节。当时予以保肝降酶,抗病毒治疗后出院。3天前患者无明显诱因下感乏力,纳食减少,溲目发黄,小便量多,伴双眼肿胀不适,睡眠差,遂至我院门诊就诊。

刻下:乏力,四肢倦怠,纳食减少,小便色黄量多,双眼肿胀,口唇刺痛,无恶寒发热,无咳嗽咳痰,无恶心呕吐,无腹痛腹胀,无尿急尿痛,大便正常,睡眠差。舌质淡红,苔黄腻,脉弦滑数。

予以柴胡疏肝汤加减治疗：

春柴胡 10 g,黑山栀 10 g,丹参 20 g,丹皮 12 g,焦白术 10 g,云苓、神各 12 g,青陈皮各 10 g,归芍各 10 g,夏枯草 15 g,薄荷(后下)6 g。

7 剂,每日一剂,水煎服,早、晚分服。

中医外治:日月、期门护肝拔毒软膏穴位贴敷。

辨证考虑:患者感受疫毒,病久伤肝及脾,肝失调达,气机不畅,脾气虚弱,故腹胀,纳食减少,厌油。脾失健运,精微不化,周身不养,故四肢倦怠。脾虚湿盛,郁而化热,故见溲黄。

【二诊】2017－10－20。患者乏力稍好转,四肢倦怠,纳食较前增加,小便色黄量多,双眼肿胀,口唇刺痛,无恶寒发热,无咳嗽咳痰,无恶心呕吐,无腹痛腹胀,无尿急尿痛,大便正常,睡眠差。舌质淡红,苔黄腻,脉弦滑数。

考虑肝气得疏,乏力好转,但湿热未除,小便色黄量多,双眼肿胀。拟方如下:

茵陈 20 g,归、芍各 12 g,生地 12 g,郁金 12 g,丹参 20 g,丹皮 12 g,板蓝根 30 g,田基黄 15 g,焦三仙各 12 g,平地木 15 g,红豆杉 2 g,生甘草 5 g,淮山药 12 g,补骨脂 12 g。

7 剂,每日一剂,水煎服,早晚分服。

外治:日月、期门穴护肝拔毒软膏穴位贴敷。

【三诊】2017－11－01。患者偶有乏力,无四肢倦怠,纳食尚可,小便量可,色黄,无眼肿,无口唇刺痛,无腹痛便秘,无恶寒发热,无咳嗽咳痰,无恶心呕吐,无腹胀腹泻,无尿急尿痛,大便正常,睡眠尚可。

原方继服,继续中医外治。

1个月后随访,患者一般情况良好,乏力纳差好转,无黄疸。

【初诊】 2017 - 11 - 13。王某,男,76岁。因"乏力腹胀肢肿3月加重1周"就诊。患者3个月前饮酒后感乏力,活动后双下肢酸,食欲差,进食后感腹胀,伴双下肢水肿,无恶心欲吐,小便色黄,无尿急尿痛,便溏,休息后症状稍缓解,未予重视。1周前患者饮酒后乏力加重,腹胀下肢水肿明显,伴溲目发黄,休息后无明显好转,2017 - 11 - 12至江阴市峭岐医院门诊查肝功能,示:ALT 95.1 U/L,AST 112.2 U/L,ALB 31.1 g/L,TBI 35.2 μmol/L。血常规:WBC 6.03×10⁹/L,NE% 80.9%,RBC 2.16×10¹²/L,HGB 62 g/L,PLT 136×10⁹/L。B超:肝回声改变,胆囊壁毛糙增厚,腹腔积液,尿常规正常。患者为求进一步诊治,遂今来我院求治,门诊遂以"肝癖"收住入院。

刻下:乏力明显,四肢倦怠,少气懒言,纳食减少,厌食油腻,进食后感腹胀,双下肢水肿,无发热畏寒,无咳嗽咳痰,无腹痛腹泻,无恶心欲吐,无反酸,睡眠一般,小便色黄,无尿急尿痛,大便正常,量可。舌质淡红有齿痕,苔薄白,脉沉弦。

予以柴胡疏肝散合五苓散加减治疗:

柴胡10 g,焦白术10 g,香附10 g,枳壳8 g,青、陈皮各10 g,云苓神各12 g,法半夏10 g,淮山药15 g,丹参20 g,泽泻10 g,木香 10 g,焦三仙各 12 g,炙甘草 6 g。

7 剂,每日一剂,水煎服,早、晚分服。

外治:大黄、芒硝敷脐。

辨证考虑:平素嗜食酒肉肥甘,伤肝及脾,肝失调达,气机不畅,故见性情急躁,脾失健运,精微不化,周身不养,故腹胀,四肢倦怠,面色萎黄。脾虚湿盛,郁而化热,故见便溏,溲黄。病位在肝,久则及脾。

【二诊】2017 - 11 - 20。患者下肢水肿明显好转,腹胀稍好转,仍有乏力,少气懒言,纳食差,无发热畏寒,无咳嗽咳痰,无腹痛腹泻,无恶心欲吐,无反酸,睡眠一般,小便色黄,偶有尿急尿痛,大便秘结,量可。

瘀血内阻,肾气失司,故加用破血、利尿通淋之药。拟方如下:

丹参 20 g,当归 10 g,三棱 10 g,莪术 10 g,炒白芍 10 g,猪苓 12 g,车前子 15 g,青皮 10 g,陈皮 10 g,瞿麦 15 g,茯苓 12 g,党参 12 g,炒白术 12 g,茜草 12 g,萹蓄 15 g,车前草 15 g,黄芪 60 g,生苡仁 30 g,怀牛膝 12 g。

7 剂,每日一剂,水煎服,早、晚分服。

外治:大黄、芒硝敷脐。

【三诊】2017 - 12 - 01。患者腹胀肢肿明显好转,无明显乏力不适,纳食尚可,无发热畏寒,无咳嗽咳痰,无腹痛腹泻,无恶心欲吐,无反酸,睡眠一般,小便色黄,量可,无尿急尿痛,大便正常,量可。

病有转机,原方继服。

1个月后随访,患者一般情况良好,症状明显好转,腹胀水肿明显减轻。

【初诊】 2018－11－05。姜某,男,42岁。因"乏力纳差溲黄半月,乙肝史10余年"就诊。患者十余年前体检发现 HBsAg(＋),一直未予重视。2012 年 11 月再度体检时发现 HBsAg(＋)、HBeAb(＋)、HBcAb(＋),肝功能示:ALT 71 U/L、AST 95 U/L、γ-GT 110 U/L,A/G 1.2。CT 示:肝硬化、脾肿大。曾用拉米夫定、熊去氧胆酸等治疗,病情未见明显好转。近半个月来,患者时感乏力,食量下降,小便发黄,故前来就诊。

刻下:患者肝区隐痛,腹胀,间有齿衄,尿黄有泡沫,不耐劳累,形体较瘦,晨起口苦,手掌鱼际红赤,胸背部有数枚散在蜘蛛痣,苔淡黄腻,舌质暗紫,脉细弦数。

予以清热化湿,疏肝运脾方治疗:

柴胡 15 g,赤芍 10 g,丹参 20 g,牡丹皮 12 g,郁金 10 g,茵陈 20 g,田基黄 20 g,炒苍术 10 g,当归 12 g,茜草 15 g,白茅根 15 g,墨旱莲 12 g,鸡内金 10 g,制黄精 15 g,炙甘草 6 g。

7剂,日一剂,水煎服,分早、晚温服。

中医外治:中药超声导入。用超声电导仪将通络化癥流浸膏导入章门穴、期门穴所在位置。

辨证考虑: 患者外感邪毒,久病不愈,失浊留恋,脾气虚弱,气血瘀结,形成积聚。治以清热化湿,疏肝运脾,患者有齿衄、手掌鱼际红赤、蜘蛛痣,故兼以凉血止血。

通络化癥流浸膏超声导入适用于肝炎、肝硬化等病症局部症状或相关症状明显者,患者有肝区隐痛,腹胀等症状,故适用。

【二诊】 2018-11-13。患者肝区偶有疼痛,腹不胀,齿衄未发,小便微黄,仍不耐劳累,纳谷欠香,舌苔薄黄腻,舌质紫暗,舌边有齿印,脉弦细。复查肝功能,示:ALT 52 U/L、AST 86.2 U/L、γ-GT 83.2 U/L,A/G 1.4。

治宜:扶正化瘀,予以膈下逐瘀汤加减治疗:

桃仁 12 g,红花 6 g,当归 12 g,炒白芍 12 g,黄芪 30 g,党参 12 g,炒白术 10 g,炙鳖甲 15 g(先煎),枸杞子 10 g,延胡索 15 g,赤芍 10 g,丹皮 10 g,丹参 20 g,郁金 10 g,土鳖虫 5 g,茜草 15 g,苍术 15 g,厚朴 10 g,虎杖 15 g,苦参 10 g,田基黄 20 g,青皮 10 g,陈皮 10 g,炙甘草 6 g。

7 剂,日一剂,水煎服,分早晚温服。另加用抗纤复肝丸(院内自制)8 粒,每日三次,口服。

外治:继续中药超声导入治疗,每周 2 次。

【三诊】 2019-03-01。患者 2018-11-13 方稍加减及抗纤复肝丸继服 3 个月,中药超声导入治疗,每周 2 次。患者肝区未再疼痛,疲劳感消失,尿色正常,体重增加 4 kg,手掌鱼际红赤减淡,胸背部蜘蛛痣已不明显,复查肝功能恢复正常。复查腹部CT 示:肝硬化未进展,肝内未见结节,脾脏肿大。

嘱予抗纤复肝丸继续治疗,继续中药超声导入治疗 3 个月,注意饮食作息调摄。

患者遵医嘱继续治疗 3 个月后,肝功能持续正常,精神体力均佳,能够从事办公室日常工作。

【初诊】2019－04－10。严某,男,44 岁。因"右胁部胀痛不适 6 个月,加重伴纳差、乏力 1 个月"就诊。患者 4 年前查体发现脂肪肝,因无明显不适之感觉未予系统治疗,6 个月来渐感右胁部胀闷不适,时感疼痛,近 1 个月来自感症状加重,并伴有纳差、乏力,夜寐不安,口干。患者欲中药治疗,前来本院门诊就诊,B 超显示脂肪肝(中度),胆管胆囊炎,脾、胰未见异常。

刻下:患者乏力明显,四肢倦怠,少气懒言,纳食减少,无胁痛厌油,进食后感腹胀,无嗳气反酸,无发热畏寒,无咳嗽咳痰,无腹痛腹泻,无恶心欲吐,大小便正常,睡眠情况良好。舌苔白稍腻,脉弦细。

予以肝脂消饮加减治疗:

姜半夏 10 g,制苍术 10 g,厚朴 10 g,陈皮 10 g,柴胡 10 g,茯苓 15 g,泽泻 15 g,生山楂 15 g,郁金 15 g,丹参 15 g,醋延胡索 15 g,全瓜蒌 15 g,黄连 8 g,焦三仙各 15 g,生黄芪 10 g,生白术 15 g,炒枳实 10 g。

7 剂,日一剂,水煎,分早晚温服。

外治:有氧疗法、穴位按压。有氧疗法:在脊柱处用有氧摇摆器振荡整脊;穴位按压:在中脘穴、双侧肾俞穴所在位置按压。

辨证考虑：中医学里面没有脂肪肝这一病名，而根据其临床表现多可归为"胁痛""痞满""积聚""肝胀""肝癖"范畴。该病病机为本虚标实，本虚以脾肾为主，标实主要与气滞、痰湿、血瘀有关。其病因首推饮食失节，嗜酒过度，过食辛辣肥甘，外则感受湿热疫毒，或七情内伤，调养失常，湿热之邪壅滞肝脾，肝失疏泄，脾失健运，湿浊内生，聚湿成痰，痰阻气机，痰、湿、瘀互结而发病。患者平素多食肥甘厚味，生湿酿痰，伤及肝脾，肝失疏泄，气机不畅，脾失健运，精微失布，无以濡养脾胃四肢，故乏力纳差。病位在肝脾。治宜疏肝健脾，化痰祛湿消积，方用肝脂消饮加减。

有氧整脊、穴位按压主要用于脂代谢异常、脂肪肝、肥胖症等慢性疾病的患者，该患者为脂肪肝，故适用。

【二诊】2019-04-17。患者复诊，腹胀较前减轻，胁肋部疼痛、乏力仍有，纳差，体重减轻1千克，夜寐欠安，二便调，舌质淡胖苔白厚腻，脉弦滑。

仍宜疏肝健脾，化痰祛湿消积。上方加党参15 g，煅瓦楞30 g，酸枣仁15 g，继服7剂。

继用有氧整脊、穴位按压治疗，每日一次。

【三诊】2019-04-24。患者复诊，腹胀好转，胁肋部偶有疼痛，乏力已较前明显减轻，纳可，夜寐尚安。

仍宜疏肝健脾，化痰祛湿消积。原方去煅瓦楞、石斛，加杞子9 g，继服7剂。

继用有氧整脊、穴位按压治疗，每日一次。

【四诊】2019 - 05 - 01。患者无腹胀，两胁无疼痛，食欲、大小便可，精神良好。

予原方10剂巩固治疗。

【初诊】2018 - 09 - 12。黄某，男，38岁。患者5年前发现乙肝标志物阳性，未定期复查及治疗。1个月前患者无明显诱因出现肢酸，乏力，以下肢为主。纳食减少，厌食油腻，轻度腹胀，无腹痛，无恶心呕吐，大便稍稀，每日1次，色黄。有轻度胸闷，无心悸及呼吸困难。尿色淡黄，无尿急尿痛，无多饮多尿。睡眠一般，无头昏头疼。至当地医院就诊，查肝功能示：ALT：110 U/L，AST：75 U/L，HBsAg（＋），HBeAg（＋），HBcAb（＋），HBV - DNA：$3.56×10^6$ IU/ml，就诊医院建议抗病毒治疗，患者当时暂拒。近期患者上述症状一直未见明显改善，前来就诊。

刻下：患者面色萎黄，肢酸乏力，脘痞，轻度腹胀，不思饮食，便溏溲黄，舌红，苔黄腻，脉弦。辅助检查：B超示轻度肝硬化。

予以强肝汤加减治疗：

黄芪60 g，党参10 g，炒白术12 g，茯苓12 g，茯神12 g，青皮10 g，陈皮10 g，板蓝根30 g，田基黄20 g，黄精10 g，炙甘草6 g，郁金12 g，丹参20 g，牡丹皮12 g，桃仁12 g，红花6 g。

7剂，水煎服，分早、晚温服。

中医外治：护肝拔毒中药液超声导入，用超声电导仪将护肝拔毒中药液导入章门穴、日月穴所在位置。

辨证考虑：感受疫毒日久，伤肝及脾，肝失调达，气机不畅，脾失健运，精微不化，周身不养，故腹胀，四肢倦怠，面色萎黄。脾虚湿盛，郁而化热，故见便溏，溲黄。病位在肝。治以清热解毒，益气活血化瘀。

患者出现右胁隐痛，轻度腹胀等症状，故用护肝拔毒中药液超声导入局部外治，以增强化瘀活血之效。

【二诊】2018-09-20。患者肢酸，乏力缓解，纳食增加，仍感轻度腹胀，进食后加剧，无腹痛，无恶心呕吐，尿色淡黄，大便稍稀，每日1次，色黄。

原方黄芪改30 g，板蓝根改15 g，加炒枳实、炒枳壳各12 g。

继续护肝拔毒中药液超声导入局部治疗。

【三诊】2018-09-27。患者饮食睡眠情况良好，无腹痛腹胀，大便稍稀，小便正常。舌质淡，苔薄白，脉弦。查肝功能示：ALT:46.5 U/L，AST:27.7 U/L。HBV-DNA:2.17×10⁵ IU/m，提示肝功能恢复正常，但病毒仍活跃。考虑患者经治疗后毒邪渐祛，正气渐复，但患者感邪日久，久病体虚，仍有肝郁脾虚、正虚邪恋之证。

继以强肝汤加减治疗，护肝拔毒中药液超声导入局部治疗，每周1～2次。再次建议患者西医正规抗病毒治疗。

之后1年内患者坚持恩替卡韦分散片口服，0.5 mg，每日一次，抗病毒治疗，坚持中药及护肝拔毒中药液超声导入内外结合治疗。

患者精神状态良好，无明显胁痛、纳差、溲黄、肢酸等明显不适,每3个月检查血常规、肝功能等指标均无明显异常。1年后查HBV-DNA<500 IU/ml,病情无反复。

【初诊】 2018-05-03。王某,女,52岁。患者于2018-02-08日无明显诱因下出现乏力纳差,腹胀明显,便血1次(量不详),至外院住院治疗,查血常规:WBC 6.78×10⁹/L,NE%83.1%,RBC 1.4×10¹²/L,HGB 48 g/L,PLT 51×10⁹/L,大便隐血(+),乙肝表面抗原(+),凝血常规:PT 24.6S,INR 21,APT 654S,FIB 0.64 g/L。胸腹部CT示:肝硬化、脾肿大、门静脉高压,腹腔积液,胃、十二指肠、结肠壁增厚,考虑静脉性淤血可能大,脾脏小囊肿,两肺少许类炎性病变,双侧胸腔少量积液。当时予以输血、降低门脉压力、抑酸、止血、保肝等对症治疗后好转出院。2018-02-18因"乏力、纳差、腹胀"曾至我院住院治疗,予以恩替卡韦抗病毒、保肝利尿等治疗后好转出院。近1周来患者无明显诱因下乏力明显,纳差,小便色黄,量可,无腹胀肢肿,遂前来就诊。

刻下:乏力明显,四肢倦怠,纳差,小便色黄,量可,无腹胀肢肿,无恶心吐,无畏寒发热,无恶心,无尿急尿痛,大便正常,睡眠一般。舌质红,有斑,苔薄白,脉弦滑。

拟方如下:

丹参20 g,太子参15 g,茵陈30 g,猪苓12 g,矮地茶15 g,地耳草15 g,败酱草128,五味子10 g,板蓝根30 g,茯苓12 g,黄精

12 g,丹皮 12 g,金银花 20 g,炒白术 10 g,郁金 12 g,黄芪 60 g。

7 剂,每日一剂,水煎服,早晚分服。

外治:日月穴、期门穴护肝拔毒软膏穴位贴敷。

辨证考虑:患者情志抑郁,肝气不舒,疫日久,气血淤结,日久成积,病位在肝脾,久病及肾气机阻,瘀血内停,故见面色晦暗,脾失健运,精微不化,周身不养,故乏力纳差明显,脾虚湿盛,郁而化热,故见溲黄。肾阴亏虚,故见腰膝酸软。治当调补肝肾,行气活血,舒经通络。

【二诊】2018-05-12。患者乏力稍好转,四肢倦患者治疗后症状稍好,食较前增加,小便色黄量多,无恶寒发热,偶有潮热、盗汗,无咳嗽咯痰,无恶心呕吐,夜眠不佳,无腹痛腹胀,无尿急尿痛,大便正常,舌质红有斑,苔薄白,脉弦滑。患者治疗后症状稍好转,偶有潮热、盗汗,睡眠不佳。

考虑患者虽症状缓解,但阴虚仍存,心肾阴虚,水火不济,心神不安,故用原方加龙骨、牡蛎各 30 g。继服 7 剂。

继续日月穴、期门穴护肝拔毒软膏穴位贴敷。

【三诊】2018-05-20。患者乏力好转,无明显四肢倦怠,纳食一般,小便量可,色黄,无恶寒发热,无咳嗽咳痰,无恶心呕吐,无腹胀腹泻,无尿急尿痛,大便正常,睡眠一般。

考虑患者治疗后症状好转,乏力好转,小便量可,无明显潮热,无汗出异常,嘱上方继服 7 剂巩固病情。

附：

江阴市中医肝胆医院肝胆专科
相关科研项目和论文

一、江阴市中医肝胆医院肝胆专科相关科研项目

1. 护肝拔毒软膏穴位敷贴治疗慢性乙型肝炎临床及实验研究。
   负责人：邹逸天。

2. 中医护肝拔毒软膏治疗慢性乙型肝炎的剂型改革及临床研究
   （编号：HZ07093），江苏省中医药局 2010 年 12 月通过验收。
   负责人：邹逸天。

3. 中医外治联合恩替卡韦治疗慢性乙型肝炎临床研究（编号：
   YB2015083），江苏省中医药局 2018 年 10 月通过验收。
   负责人：郑清兴。

4. 肝脂消合剂对小鼠脂肪肝的作用机制研究（编号：
   MS201616），无锡市卫生计生委 2019 年 4 月通过验收。
   负责人：丁小波。

二、江阴市中医肝胆医院肝胆专科相关论文

1. 1992 年.《中药外治法治疗慢性肝炎、肝硬化》(作者:邹逸天)

   此文 1992 年参加全国首届中药方剂开发应用学术研讨会,并被收录在《全国首届中药方剂开发应用学术研讨会论文集》中。

2. 1993 年.《中药外治法治疗慢性肝炎、肝硬化 1012 例》

   (作者:邹逸天)

   发表于《南京中医学院学报》。

3. 1995 年.《中药敷贴法治疗慢性乙型肝炎临床观察》

   (作者:邹逸天)

   此文 1995 年 8 月参加韩国第二届中韩学术研讨会并作大会交流,并被收录在《韩国第二届中韩学术研讨会中方论文专集》中。

4. 1995 年.《黄疸药浴疗法退黄作用浅析》(作者:邹逸天)

   发表于《中医外治杂志》。

5. 1997 年.《护肝拔毒软膏肝区穴位敷贴法治疗慢性乙肝》

   (作者:邹逸天)

   此文 1997 年 1 月参加美国洛杉矶第六届国际名医学术大会作学术交流,收录于《中国当代中医特效疗法临证精粹》中。

6. 1997 年.《护肝拔毒软膏治疗慢性乙型肝炎 712 例机理认识》

   (作者:邹逸天)

   此文参加 1997 年香港国际中西结合医疗学术交流大会,并收录于《香港国际中西结合医疗学术交流大会论文集》中。